Caminhos para a saúde auditiva

Dados Internacionais de Catalogação na Publicação (CIP)
(Câmara Brasileira do Livro, SP, Brasil)

Caminhos para a saúde auditiva : ambiental — ocupacional /
organizadoras: Thais Catalani Morata, Fernanda Zucki. — São
Paulo : Plexus Editora, 2005.

Vários autores.
Bibliografia,
ISBN 85-85689-75-7

1. Audição — Avaliação 2. Audiologia 3. Audiometria 4. Fonoaudiologia I. Morata, Thais Catalani. II. Zucki, Fernanda.

	CDD-617.8
05-3073	NLM-WV 270

Índice para catálogo sistemático:

1. Audiologia : Medicina   617.8

EDITORA AFILIADA

Compre em lugar de fotocopiar.
Cada real que você dá por um livro recompensa seus autores
e os convida a produzir mais sobre o tema;
incentiva seus editores a encomendar, traduzir e publicar
outras obras sobre o assunto;
e paga aos livreiros por estocar e levar até você livros
para a sua informação e seu entretenimento.
Cada real que você dá pela fotocópia não autorizada de um livro
financia um crime
e ajuda a matar a produção intelectual em todo o mundo.

Caminhos para a saúde auditiva
ambiental — ocupacional

Thais C. Morata
Fernanda Zucki
(orgs.)

CAMINHOS PARA A SAÚDE AUDITIVA
ambiental — ocupacional
Copyright © 2005 by autores
Direitos desta edição reservados por Summus Editorial

Assistência editorial: **Soraia Bini Cury**
Assistência de produção: **Claudia Agnelli**
Capa: **Priscila Zenari**
Editoração eletrônica: **Acqua Estúdio Gráfico**
Fotolitos: **Join Bureau**

Plexus Editora
Rua Itapicuru, 613, 7º andar
05006-000 São Paulo SP
Fone (11) 3862-3530
Fax (11) 3872-7476
http://www.plexus.com.br
e-mail: plexus@plexus.com.br

Atendimento ao consumidor:
Summus Editorial
Fone (11) 3865-9890

Vendas por atacado:
Fone (11) 3873-8638
Fax (11) 3873-7085
vendas@summus.com.br

Impresso no Brasil

Sumário

Prefácio 7

1. Promoção da saúde auditiva diante de riscos ambientais: uma reflexão da atuação e da produção científica na área 11
   Thais C. Morata e *Fernanda Zucki*

2. Caracterização dos níveis de pressão sonora em danceterias e avaliação auditiva de jovens freqüentadoras 29
   Sandra Inês Marcon Paniz

3. Caracterização dos níveis de pressão sonora em academias de ginástica e avaliação auditiva de seus professores 41
   Adriana Bender Moreira de Lacerda

4. Perfil audiométrico de trabalhadores agrícolas 53
   Christiane Aline Werlang Manjabosco

5. Efeitos auditivos e extra-auditivos da exposição ocupacional a ruído e vibração 67
   Márcia Fernandes

6. Limiares auditivos de cirurgiões-dentistas nas freqüências de 250 a 16.000 Hz 83
Suzana Sofia Rodrigues Mota

7. Análise comparativa entre programas de conservação auditiva 95
Regina Coeli Moeckel Cavalli

8. Conhecimento e atitude de trabalhadores em relação à prevenção da perda auditiva 109
Elisangela Sartori

9. A percepção da fala em indivíduos expostos a níveis elevados de pressão sonora 125
Vani Aparecida Carraro

10. Estudo das mudanças temporárias e permanentes de limiar auditivo 139
Carla Andréa Madeira Ferraz

11. Práticas para a prevenção de perdas auditivas: comparação entre aspectos legislativos e científicos 157
Cediane Borges Lehmkuhl

12. Alternativas para análise longitudinal de resultados audiométricos 173
Neyza Mara Casas Pinto

13. Protocolo de avaliação para populações expostas ao ruído industrial 189
Luiz Carlos Sava

14. A fonoaudiologia, o direito previdenciário e a perda auditiva induzida pelo ruído 203
Deyse Ferreira

Prefácio

A pesquisa e o estudo constante trazem conseqüências positivas para a construção do conhecimento. Isso é o que retrata este livro, fruto do trabalho contínuo da pesquisadora Thais C. Morata nestes últimos anos na Universidade Tuiuti do Paraná (UTP).

De 1997 até abril de 2004, Thais, com seus orientandos de mestrado, alcançou os resultados aqui reunidos por meio dos estudos desenvolvidos na linha de pesquisa de saúde ambiental, a qual coordena no Programa de Mestrado em Distúrbios da Comunicação da Universidade Tuiuti do Paraná. Esse programa, reconhecido pela Capes (aprovado conforme OF de 21/12/98, n. ref. CAA/CTC/193), atrai alunos de toda a região Sul do país, e é considerado um dos melhores na área, obtendo hoje nota 4 pela própria Capes.

Este livro chega em um momento bastante importante da audiologia brasileira. Em 7 de outubro de 2004 foi aprovada, no Ministério da Saúde, a Portaria SAS/MS n. 587, que se refere à saúde auditiva. Nessa Portaria são amplamente regulamentados os cuidados que se deve ter com a audição de crianças e com a adaptação dos aparelhos de amplificação sonora individuais em adultos e crianças. Porém, essa mesma Portaria pouco observou a perda auditiva induzida pelo ruído. Sabe-se que tal área, hoje, está mais estruturada e foi mais bem contemplada por legislações anteriores, mas certamente esta publicação trará subsídios valiosos para futuras portarias e ações voltadas à prevenção das perdas auditivas induzidas pelo ruído e por outros fatores ambientais.

O livro aborda, principalmente, a saúde ambiental e ocupacional, relacionando esses assuntos com a fonoaudiologia, buscando, dessa forma, maior compreensão da interação do conhecimento com áreas complementares.

Devo mencionar que, com certeza, este livro se transformará em leitura obrigatória para alunos dos cursos de fonoaudiologia em todo o país e para médicos em formação na área da medicina do trabalho. A maneira como foram abordados os temas, os diferentes locais de exposição ao ruído (como, por exemplo, discotecas, academias de ginástica, locais com máquinas agrícolas etc.), tece um panorama geral dos cuidados que devem ser seguidos quando se trata da prevenção das perdas auditivas induzidas por ruído e fatores ambientais. É fascinante como os principais temas foram abordados e analisados sob o prisma da crescente atuação de pesquisadores da área da fonoaudiologia e da medicina do trabalho na promoção da saúde auditiva e na prevenção dos efeitos negativos gerados pelas exposições ambientais, dentre as quais se destaca o ruído.

Uma breve citação já permite ao leitor experimentar um pouco do que constituem os capítulos que se sucedem no desenvolvimento deste livro:

Apesar de o ruído urbano atingir populações muito mais numerosas que o ruído no ambiente de trabalho, essas populações ainda não estão organizadas para exigir mudanças no cenário atual. Uma revisão da literatura internacional revela que o número de publicações científicas que trata do impacto de agentes ambientais sobre a audição é alto, e vem aumentando nas últimas décadas. O ruído nas cidades, no trânsito, nas escolas, nas atividades esportivas e de lazer tem crescido. Pesquisadores brasileiros [...] têm se dedicado aos estudos sobre a medição e caracterização do problema, mas a participação de fonoaudiólogos nessa área ainda é muito restrita.

A busca da melhoria da saúde da população fica evidenciada como contribuição deste livro, que ressalta a importância e a necessidade de o especialista em fonoaudiologia participar de organizações ambientais.

É esclarecida a atuação do fonoaudiólogo: um profissional que atua na promoção da saúde auditiva de diferentes populações, capacitado para diagnosticar, avaliar e atuar no "sentido da prevenção, fazendo uso do conhecimento que possui sobre agentes de risco, o órgão afetado e os exames audiológicos que efetua. O fonoaudiólogo tem como característica profissional a atuação multidisciplinar. Possui conhecimentos na área da física acústica, da audiologia e da educação, conhecimentos estes que lhe permitem atuar de maneira a promover a prevenção da perda auditiva em várias circunstâncias. Entre as suas responsabilidades profissionais está a de contribuir para a promoção da saúde da sociedade", afirmam as organizadoras no primeiro capítulo.

Thais C. Morata e seus colaboradores vêm enriquecer a produção do conhecimento da fonoaudiologia e nos brindar com esse texto esclarecedor sobre as diferentes áreas de atuação do fonoaudiólogo, transformando este livro em leitura fundamental para todos os profissionais que desejam se atualizar neste campo do conhecimento.

Eu, que acompanhei Thais durante toda a sua trajetória profissional, em alguns momentos com mais proximidade, em outros de maneira mais distante, já sabia que podia contar com sua competência e seu brilhantismo, por isso foi uma honra ter tido a oportunidade de conhecer este livro em primeira mão. O Programa de Pós-Graduação da UTP também está de parabéns, por manter em seu corpo docente profissionais tão competentes e qualificados.

Professora doutora Maria Cecília Bevilacqua
PUC-SP e USP-Bauru

1

Promoção da saúde auditiva diante de riscos ambientais: uma reflexão da atuação e da produção científica na área

THAIS C. MORATA
FERNANDA ZUCKI

Introdução

Muitos são os fatores que levam à intersecção dos caminhos percorridos por profissionais de saúde pública e de fonoaudiologia. Neste livro, nos dedicaremos aos fatores que promovem a intersecção de duas subáreas de saúde pública: a saúde ambiental e a ocupacional com a fonoaudiologia, na busca de uma maior compreensão da trajetória do conhecimento dessas áreas complementares. Nosso foco será a crescente atuação de pesquisadores da área de distúrbios da comunicação na promoção da saúde auditiva e na prevenção de efeitos negativos a exposições ambientais, dentre as quais se destaca o ruído.

Neste capítulo, traçaremos um breve histórico da participação de fonoaudiólogos nessa esfera de conhecimento e na prática prevencionista, seguido de uma análise da produção científica brasileira de temas relacionados à exposição ao ruído, e da produção científica específica de programas de pós-graduação em distúrbios da comunicação. Finalmente, analisaremos a produção científica do Programa de Mestrado em Distúrbios da Comunicação da Universidade Tuiuti do Paraná (UTP), desde seu início, no ano de 1997, até abril de 2004.

O Programa de Mestrado em Distúrbios da Comunicação da UTP, reconhecido pela Capes (aprovado pela Capes conforme OF de 21/12/98, n. ref. CAA/CTC/193), atrai alunos de toda a região Sul do país. Uma de suas linhas de pesquisa é denominada "Saúde auditiva: enfoque ambiental", e está sob a coordenação da professora Thais C. Morata.

A análise da produção desse programa, comparada com as análises realizadas anteriormente por outros autores (Russo e Bonaldi, 1998; Costa, 2001; Russo e Ferreira, 2004), facilita a compreensão da crescente atuação de fonoaudiólogos na promoção da saúde auditiva e reflete as exigências do mercado de trabalho e as necessidades sentidas por esses profissionais, manifestas pelos temas selecionados nas dissertações de pós-graduação.

A audiologia e a saúde do trabalhador

A inserção do fonoaudiólogo na saúde pública foi acelerada pelo crescimento de seu envolvimento no âmbito da saúde do trabalhador. A mudança no cenário político brasileiro, com as conquistas sindicais durante o processo de democratização ocorrido nos anos 1980, deu novo fôlego ao movimento sindical e, conseqüentemente, à área de saúde do trabalhador.

Em 1980 foi criado o Departamento Intersindical de Estudos e Pesquisas de Saúde e dos Ambientes de Trabalho (Diesat) para assessorar os trabalhadores e o movimento sindical nas questões relativas a saúde coletiva, saúde do trabalhador, condições e ambientes de trabalho, legislação em saúde, segurança do trabalhador e meio ambiente. Tal assessoria técnica até então não existia, e o seu advento possibilitou aos sindicatos a incorporação de novas reivindicações na área da saúde.

Dias (1994) discutiu a contribuição decisiva de algumas entidades — como o Centro Brasileiro de Estudos sobre a Saúde e a Associação Brasileira de Pós-Graduação em Saúde Coletiva — na denúncia das péssimas condições de trabalho, na análise crítica do sistema de saúde e das políticas públicas, evidenciando a falta de assistência aos trabalhadores. As conseqüências dessa contribuição foram além do âmbito acadêmico, pois repercutiram de forma direta na qualidade das fiscalizações das condições e ambientes de trabalho, pela incorporação de representantes sindicais, e na criação dos Programas de Saúde do Trabalhador na rede pública de saúde, hoje Centros de Referência em Saúde do Trabalhador.

As primeiras experiências de implementação de Programas de Saúde do Trabalhador ocorreram entre as décadas de 1970 e 1980 (Londrina, Campinas, Mogi-Mirim, Barra Funda, entre outros), porém não obtiveram êxito ou continuidade. O insucesso desses primeiros programas pode ser associado a iniciativas puramente institucionais, ou seja, articulavam-se modificações com as empresas, mas excluíam-se os principais interessados, os trabalhadores (Costa, 1989).

Após essas primeiras experiências, vários Programas de Saúde do Trabalhador do Estado de São Paulo, entre eles os de Bauru, Salto, do ABC e da Zona Norte de São Paulo, passaram a atentar para a importância do agente ruído no trabalho, bem como para a magnitude e seriedade dos problemas associados a perdas auditivas dele decorrentes (Santos, 1994).

O Programa de Saúde do Trabalhador da Zona Norte de São Paulo, iniciado em 1986, merece destaque. Apoiado pela Secretaria de Saúde do Estado de São Paulo e acompanhado por alguns sindicatos, esse programa teve como principais objetivos: oferecer serviços de atenção à saúde dos trabalhadores (de modo especial às patologias ocupacionais), por intermédio dos centros de saúde; e intervir nos ambientes de trabalho, buscando eliminar ou pelo menos diminuir as agressividades encontradas nesses locais, por meio de ações articuladas entre técnicos e trabalhadores.

A execução do programa passou a ser estruturada com as seguintes definições: dos centros de saúde que prestariam o serviço; dos horários de atendimento; dos recursos humanos necessários; das instituições de referência para a realização de exames complementares; dos serviços ambulatorial ou hospitalar especializados; da realização de inspeções nos locais de trabalho; da elaboração de um instrumento de registro de dados do trabalhador; e da elaboração de materiais auxiliares (Costa, 1989).

Muitos foram os obstáculos encontrados por esses programas em seu percurso, o que configurava uma atuação bastante restrita no sentido de avaliar o risco e oferecer um serviço que levasse a uma intervenção preventiva. No que diz respeito à fonoaudiologia, poucos programas dispunham de fonoaudiólogos em seu quadro de profissionais. Além disso, só podiam contar com estes poucas horas por semana, uma vez que eles tinham uma série de outras responsabilidades nos serviços.

Até os anos 1980, a atuação de fonoaudiólogos na área de saúde no trabalho era muito limitada (Morata e Carnicelli, 1988). Seu trabalho era caracterizado exclusivamente pela execução de audiometrias (admissionais e periódicas), solicitadas pelos médicos do trabalho das indústrias. Os fonoaudiólogos não tinham nenhum tipo de vínculo com as indústrias: simplesmente transferiam sua vivência em audiologia clínica, adquirida em seus locais de trabalho, para o desenvolvimento dessa nova atividade. Apesar de a análise dos resultados dos audiogramas da época demonstrar uma significativa ocorrência de perda auditiva induzida por ruído (PAIR) nos trabalhadores, os fonoaudiólogos permaneciam distantes das indústrias e de seus programas de conservação auditiva do trabalhador. No ano de 1986, por ocasião de uma mudança curricular do curso de fonoaudiologia da Pontifícia Universidade Católica de São Paulo (PUC-SP), foi possível para docentes e outros profissionais propor estágios práticos para os alunos do último ano do curso. Foi feita, então, a proposta da disciplina audiologia e saúde do trabalhador, para estágio dos alunos na comissão de saúde de alguns sindicatos e no Programa de Saúde do Trabalhador da Zona Norte de São Paulo. A universidade daria o equipamento necessário para a realização de audiometrias, os alunos trabalhariam sob a supervisão de sua professora, e o programa ofereceria o espaço de trabalho e a organização do fluxo de pacientes. A experiência teve grande sucesso, e com os dados levantados no primeiro ano de estágio o programa teve argumentos fortes para solicitar não só a compra de equipamentos mas também a contratação de duas fonoaudiólogas com dedicação exclusiva ao programa de saúde do trabalhador. Nos anos seguintes, vários programas de saúde do trabalhador tiveram progresso similar, tanto na rede estadual como nos serviços de saúde municipais.

Expandia-se, assim, a atuação do profissional fonoaudiólogo nos serviços públicos e no mercado de trabalho. A partir dos anos 1990, aumentou a integração de fonoaudiólogos nos quadros de sindicatos, empresas e associações de classe.

Essa expansão de atuação do fonoaudiólogo e de seu mercado de trabalho refletiu diretamente num crescimento da produção científica da área, uma vez que esses profissionais sentiram a necessidade de buscar conhecimentos que lhes possibilitassem atuar de forma mais efetiva e atender a uma nova realidade de demandas crescentes. A seguir, analisaremos a produção científica na área, e os subtemas de interesse ligados à promoção da saúde auditiva em contraposição aos riscos ambientais.

A produção científica refletindo a crescente atuação do fonoaudiólogo na promoção da saúde auditiva

Em um levantamento publicado por Russo e Bonaldi (1998) sobre a pesquisa científica no campo da audiologia brasileira, as autoras consultaram as instituições que na época ofereciam cursos de pós-graduação em distúrbios da comunicação humana, bem como os acervos de teses da Biblioteca Regional de Medicina (Bireme) e da biblioteca da PUC-SP, os Conselhos Regionais de Fonoaudiologia e programas de pós-graduação de áreas afins que contavam com alunos fonoaudiólogos.

Foram solicitadas a essas instituições informações sobre as dissertações de mestrado e teses de doutorado defendidas na área da audiologia. Um total de 195 estudos foi encontrado, sendo 164 de mestrado e 31 de doutorado, no período de 1977 a 1997. Esse total foi subdividido em cinco áreas específicas: avaliação audiológica; avaliação otoneurológica; recursos tecnológicos à disposição de deficientes auditivos; ruído e conservação auditiva; habilitação e reabilitação auditivas.

Entre os estudos, 21 dissertações de mestrado e uma tese de doutorado foram na área de ruído e conservação auditiva, constituindo 11% do material encontrado. Por esse levantamento, a primeira dissertação nesse tema foi defendida em 1986. No presente capítulo, para melhor compreensão dessa subárea, dividimos essa produção por temas. Usando tal divisão, as teses e dissertações levantadas por Russo e Bonaldi (1998) foram agrupadas na Tabela 1.

Levantamento similar foi publicado por Costa (2001), cujo objetivo foi reunir os resumos de teses e dissertações brasileiras que abordassem os efeitos dos agentes ambientais nocivos à audição, de modo especial o ruído. Para tal fim, o autor solicitou a todas as bibliotecas universitárias do Brasil que lhe enviassem os resumos de teses ou dissertações que se enquadrassem em seu objeto de pesquisa, contidas em seus acervos. Como o retorno das bibliotecas não correspondeu a um quinto das pesquisas listadas, o autor contou com a colaboração dos próprios autores das pesquisas, e de pessoas que de alguma forma tivessem acesso ao material desejado.

Tabela 1. Número e porcentagem de dissertações de mestrado e teses de doutorado de 1977 a 1997 em audiologia no Brasil, na subárea temática ruído e conservação auditiva (Russo e Bonaldi, 1998).

TEMA	DISSERTAÇÕES E TESES Nº	%	PERÍODO
Fisiologia da audição e perda auditiva	6	27,3	1989-1997
Ruído em atividades de lazer e os riscos à audição	2	9,1	1995-1996
Ruído em escolas	3	13,6	1994
Avaliação do risco de perdas auditivas em diferentes categorias profissionais/ interações do ruído	5	22,7	1986-1997
Abordagens na prática da prevenção auditiva	6	27,3	1988-1995
Aspectos da legislação referente às perdas auditivas	—	—	—
TOTAL	22	100	1986-1997

O autor obteve como resultado 46 estudos, sendo 34 dissertações de mestrado, dez teses de doutorado e duas teses de livre-docência, realizados entre 1951 e 1999.

Ao preparar o livro, mantivemos a categorização das pesquisas obtidas por temas que utilizamos com o levantamento de Russo e Bonaldi (1998), a fim de comparar a evolução temática em outra área (mais ampla que a da audiologia) e em diferente período de tempo, na busca da compreensão das pesquisas e da transformação da realidade profissional e do olhar dos pesquisadores com o transcorrer do tempo.

As teses e dissertações levantadas por Costa (2001) foram agrupadas na Tabela 2.

Tabela 2. Número e porcentagem de dissertações de mestrado e teses de doutorado de 1951 a 1999 no Brasil, por área temática, referentes a ruído e perdas auditivas (Costa, 2001).

TEMA	DISSERTAÇÕES E TESES Nº	%	PERÍODO
Fisiologia da audição e perda auditiva	1	2,2	1989
Ruído em atividades de lazer e os riscos à audição	4	8,7	1993-1999
Avaliação do risco de perdas auditivas em diferentes categorias profissionais/ interações do ruído	31	67,4	1976-1999
Abordagens na prática da prevenção auditiva	9	19,5	(1951) 1983-1999
Aspectos da legislação referente às perdas auditivas	1	2,2	1992
TOTAL	46	100	1951-1999

Nessa mesma vertente, Russo e Ferreira (2004) publicaram uma relação das teses de doutorado defendidas por fonoaudiólogos de 1976 até dezembro de 2003; estabeleceram também o perfil dessas teses analisando as áreas de atuação e os programas em que foram desenvolvidas. Muitas dessas teses constaram do levantamento de Russo e Bonaldi (1998).

Essa análise permitiu observar que das 203 teses já defendidas por fonoaudiólogos brasileiros, 82 (40,3%) ocorreram na área de audiologia, 75 (37%) na área de linguagem, 30 (14,8%) em voz e 16 (7,9%) em motricidade oral.

Para manter a mesma categorização utilizada nos dois estudos anteriores (Costa, 2001; Russo e Bonaldi, 1998), analisamos as 82 teses realizadas na área de audiologia e verificamos que 11 (13,4%) delas pertenciam à subárea ruído e conservação auditiva.

Tabela 3. Número e porcentagem de teses de doutorado defendidas de 1976 até dezembro de 2003, de acordo com a subárea temática ruído e conservação auditiva (Russo e Ferreira, 2004).

TEMA	DISSERTAÇÕES E TESES Nº	%	PERÍODO
Fisiologia da audição e perda auditiva	3	27,3	1991-1999
Ruído em atividades de lazer e os riscos à audição	0	—	—
Avaliação do risco de perdas auditivas em diferentes categorias profissionais/ interações do ruído	6	54,5	1990-2003
Abordagens na prática da prevenção auditiva	2	18,2	2000-2002
Aspectos da legislação referente às perdas auditivas	—	—	—
TOTAL	11	100	1990-2003

Tanto os pesquisadores Russo e Bonaldi (1998) e Costa (2001) quanto Russo e Ferreira (2004) indicaram significativas dificuldades na realização desses levantamentos, e que os resultados encontrados podem conter erros, por conta da limitação das fontes de registro de dados. Entretanto, mesmo sabendo que os dados podem não ser precisos, eles oferecem evidência suficientemente importante para a compreensão dessa área do saber.

A produção científica do mestrado em distúrbios da comunicação da UTP

Desde a implementação do mestrado em distúrbios da comunicação da UTP em 1997, 166 profissionais procuraram essa pós-graduação. Apenas 95, ou 57% destes, eram da cidade de Curitiba, porcentagem que reflete que profissionais de toda a região Sul do país freqüentam o programa.

Dos 166 profissionais, 85 (51%) já defenderam suas dissertações de mestrado. Dessas 85 dissertações concluídas, 39 (45,9%) eram na área da audiologia, as demais eram nas áreas de linguagem, voz e fala. Desde sua criação, o mestrado atraiu profissionais que atuavam na área de saúde do trabalhador, e estes, pelo seu número, fortaleceram a linha de pesquisa "Promoção da saúde auditiva: enfoque ambiental". Das 39 dissertações defendidas em audiologia até abril de 2004, 13 (33,3%) foram sobre temas ligados aos riscos do ruído. Elas foram agrupadas de acordo com o seu tema, havendo ainda a indicação de seu ano de defesa, como pode ser observado na Tabela 4. Como cada uma dessas dissertações foi transformada num capítulo deste livro, incluímos na terceira coluna os autores, o que torna essa tabela um pouco diferente das anteriores.

Tabela 4. Número de dissertações de mestrado defendidas no programa de pós-graduação em distúrbios da comunicação da UTP na linha de pesquisa "Promoção da saúde auditiva: enfoque ambiental", de 1999 a abril de 2004, por área temática.

TEMA	DISSERTAÇÕES		AUTOR / ANO DA DEFESA
	Nº	%	
Ruído em atividades de lazer e os riscos à audição	1	7,7	Paniz, 1999
Avaliação do risco de perdas auditivas em diferentes categorias profissionais/ interações do ruído	5	38,5	Lacerda, 1999; Carraro, 2000; Fernandes, 2000; Mota, 2002; Manjabosco, 2004
Abordagens na prática da prevenção auditiva	6	46,1	Sava, 2000; Pinto, 2000; Cavalli, 2002; Lehmkuhl, 2001; Ferraz, 2003; Sartori, 2004
Aspectos da legislação referente às perdas auditivas	1	7,7	Ferreira, 2001
TOTAL	13	100	1999-2004

Comparação entre os levantamentos existentes e a evolução temática dos estudos na promoção da saúde auditiva

A comparação entre os dados apresentados nas quatro tabelas anteriores indica o crescimento do número de trabalhos sobre ruído e conservação auditiva em relação ao total de trabalhos da área de audiologia [de 11% no levantamento de Russo e Bonaldi (1998) a 33,3% no levantamento feito entre os alunos da UTP], o que reflete o crescimento do número de profissionais atuando nesse campo, bem como a sua importância no âmbito da profissão. Esse crescimento sugere a necessidade de que cursos de fonoaudiologia e programas de pós-graduação atualizem seus currículos de forma a propiciar aos alunos conteúdos em saúde do trabalhador e saúde ambiental.

Os temas selecionados para as dissertações, por sua vez, expressam as necessidades desses profissionais em relação ao conteúdo científico que venha a servir de base para a sua atuação profissional.

A comparação da distribuição dos trabalhos de acordo com o tema sugere certo amadurecimento da área. Os trabalhos em audiologia levantados por Russo e Bonaldi (1998) revelaram uma distribuição predominante e equivalente para as áreas de fisiologia da audição e perda auditiva, com 27,3% dos trabalhos; avaliação do risco de perdas auditivas em diferentes categorias profissionais, com 22,7%; e abordagens na prática da prevenção auditiva, com 27,3% dos trabalhos. A maioria dos trabalhos não restritos à audiologia levantados por Costa (2001) foi sobre o tema "Avaliação do risco de perdas auditivas em diferentes categorias profissionais", com 67,4% dos trabalhos. Esse tema também dominou no levantamento feito por Russo e Ferreira (2004), com 54,5%. Já no levantamento com os mestrandos da UTP, esse tema continuou importante, mas a porcentagem dos trabalhos foi de somente 38,5%. Tal diferença não causa surpresa. Nas fases iniciais de trabalho em qualquer área do saber, é comum que o foco dos profissionais seja dirigido à observação e descrição do seu objeto. Nas áreas específicas estudadas, essa estratégia se observa na seleção feita para a realização de estudos descritivos e exploratórios nos subtemas de fisiologia da audição e perda auditiva, e na avaliação de risco. Identificar a magnitude do problema e compreender suas particularidades são etapas essenciais para o planejamento e a adoção de estratégias de ação apropriadas.

O tema que atraiu a maioria dos trabalhos no levantamento da UTP foi "Abordagens na prática da prevenção auditiva", com 46,1%, enquanto no levantamento de Costa (2001) somente 19,5% dos trabalhos foram dedicados ao mesmo assunto. No levantamento de Russo e Bonaldi (1998), essa porcentagem foi de 27,3%, e no caso das teses de doutorado levantadas por Russo e Ferreira a porcentagem foi de 18,2%. O crescimento de estudos nesse subtema reflete certo desenvolvimento, uma vez que o objeto de estudo mudou de avaliação para intervenção, indicando uma compreensão mais aprofundada das necessidades da área. Os demais temas estudados apresentaram mudanças menos marcantes.

A audiologia e a saúde ambiental

Um dos temas de produção científica mais comuns nas áreas de audiologia e saúde ambiental é o do ruído em atividades de lazer e os riscos à audição. Como visto nos levantamentos existentes, esse tema foi selecionado por somente 7% a 9% dos pós-graduandos brasileiros interessados na questão dos efeitos do ruído. Por que esse interesse ainda é relativamente pequeno entre fonoaudiólogos? Por que não houve uma mudança na porcentagem de interessados no período estudado?

Apesar de o ruído urbano atingir populações muito mais numerosas que o ruído no ambiente de trabalho, essas populações ainda não estão organizadas para exigir mudanças no cenário atual. Uma revisão da literatura internacional revela que o número de publicações científicas que trata do impacto de agentes ambientais sobre a audição é alto, e vem aumentando nas últimas décadas. O ruído nas cidades, no trânsito, nas escolas, nas atividades esportivas e de lazer tem crescido. Pesquisadores brasileiros como Pimentel-Souza, Carvalho e Siqueira (1996); Moura de Sousa e Cardoso (2002); Zannin *et al.* (2002); e Lacerda *et al.* (s.d.) têm se dedicado aos estudos sobre a medição e caracterização do problema, mas a participação de fonoaudiólogos nessa área ainda é muito restrita.

As atividades desenvolvidas pelas organizações ambientais governamentais brasileiras em relação à poluição sonora ainda são tímidas e em geral restritas à avaliação de exposições, mas não tratam de seus efeitos para a saúde e o bem-estar da população. Não temos conhecimento de nenhum profissional de fonoaudiologia contratado por organizações ambientais governamentais ou não-governamentais.

Vários dos conteúdos do saber na área da fonoaudiologia são essenciais e podem desenvolver ou enriquecer práticas prevencionistas, tão importantes na promoção da saúde auditiva das populações. O fonoaudiólogo é um profissional capacitado para avaliar, diagnosticar e atuar no sentido da prevenção, fazendo uso do conhecimento que possui sobre agentes de risco, o órgão afetado e os exames audiológicos que efetua. O fonoaudiólogo tem como característica profissional a atuação multidisciplinar. Possui conhecimentos na área da física acústica, da audiologia e da educação, conhecimentos estes que lhe permitem atuar de maneira a promover a prevenção da perda auditiva em várias circunstâncias. Entre as suas responsabilidades profissionais está a de contribuir para a promoção da saúde da sociedade.

Foram o pioneirismo e a determinação de alguns profissionais, no momento político propício, que possibilitaram a atuação dos fonoaudiólogos na área da saúde do trabalhador, bem como o estabelecimento e a consolidação desse mercado de trabalho. É de interesse da população e dos profissionais de fonoaudiologia que uma trajetória similar venha a se repetir na saúde ambiental.

Referências bibliográficas

COSTA, D. F. et al. *Programa de saúde dos trabalhadores — A experiência da Zona Norte: uma alternativa em saúde pública.* São Paulo: Hucitec, 1989.

COSTA, E. A. Teses e dissertações brasileiras sobre a perda auditiva induzida pelo ruído ou por outros agentes otoagressores. In: NUDELMANN, A. A. et al. *PAIR — Perda auditiva induzida pelo ruído.* Rio de Janeiro: Revinter, 2001, pp. 141-69.

DIAS, E. C. Aspectos atuais da saúde do trabalhador no Brasil. In: BUSCHINELLI, T.; ROCHA, L. E. e RIGOTTO, R. M. *Isto é trabalho de gente? Vida, doença e trabalho no Brasil.* Rio de Janeiro: Vozes, 1994.

LACERDA, A. B. M. et al. *Efeitos psicossociais do ruído urbano.* Submetido à publicação.

MORATA, T. C. e CARNICELLI, M. V. *Audiologia e saúde dos trabalhadores.* São Paulo: Educ, 1988.

MOURA DE SOUSA, C. e CARDOSO, R. A. M. Urban noise in the city of São Paulo, Brazil: an important problem of public health. *Noise and Health*, v. 4, n. 16, pp. 57-63, 2002.

PIMENTEL-SOUZA, F.; CARVALHO, J. C. e SIQUEIRA, A. L. Noise

and the quality of sleep in two hospitals in the city of Belo Horizonte, Brazil. *Braz. J. Med. Biol. Res.*, v. 29, n. 4, pp. 515-20, abr. 1996.

RUSSO, I. C. P. e BONALDI, L. V. *A pesquisa científica na audiologia brasileira: levantamento de teses de mestrado e doutorado.* São Paulo: Lovise, 1998.

RUSSO, I. C. P. e FERREIRA, L. P. Fonoaudiólogos doutores no Brasil: análise das teses segundo áreas de atuação e programas. *Pró-Fono Revista de Atualização Científica*, v. 16, n. 1, pp. 119-30, jan./abr. 2004.

SANTOS, U. P. *Ruído: riscos e prevenção.* São Paulo: Hucitec, 1994.

ZANNIN, P. H. *et al.* Incômodo causado pelo ruído urbano à população de Curitiba, PR. *Revista Saúde Pública*, v. 36, n. 4, pp. 521-4, ago. 2002.

2
Caracterização dos níveis de pressão sonora em danceterias e avaliação auditiva de jovens freqüentadoras

SANDRA INÊS MARCON PANIZ

Observamos, nos últimos anos, que a fonoaudiologia vem ultrapassando os limites de atuação clínica e terapêutica e direcionando seus trabalhos às ações preventivas, em busca da eficiente comunicação humana.

Oliveira (1996) afirmou que devemos pensar a saúde como um processo dinâmico de relação com o meio social, capaz de permitir uma integração satisfatória entre os indivíduos, além da simples ausência de doenças ou enfermidades. A autora relata ainda que, como "fenômeno social, saúde é o reflexo direto das condições de vida de uma sociedade. Para a promoção e manutenção da saúde assim entendida, estão envolvidas as estruturas político-sociais determinantes deste modo de vida".

Por vivermos em um mundo ruidoso, podemos estar expostos a elevados níveis de pressão sonora durante nosso trabalho, quando andamos nas ruas e até mesmo em nossas atividades de lazer. Dentre as atividades de lazer podemos observar o hábito, principalmente dos jovens, de freqüentar danceterias, onde ficam expostos, por algumas horas, à música eletronicamente amplificada.

A exposição relativa à música amplificada leva à fadiga auditiva, sendo a mudança temporária de limiar auditivo apenas uma de suas manifestações, podendo ser associada a manifestações na percepção da audibilidade, distorção da percepção do som, redução da seletividade de freqüências, da resolução temporal, bem como da resolução espacial em altos níveis sonoros.

Autores como Hètu e Fortin (1995) afirmam que a audição de música amplificada é uma nova faceta na vida dos países industrializados. Essa elevação na amplificação sonora foi mais recentemente encorajada pela comercialização de incrementos de som de potente reprodução. Os autores comentam que a exposição à música forte tornou-se assunto comum entre os especialistas em audição, e que esta tem associação sistemática a uma variedade de atividades sociais.

Jorge Junior e Monte Alegre (1995) citam que a potência dos equipamentos sonoros e instrumentos musicais aumentou consideravelmente. Em sua pesquisa, verificaram que a intensidade das "músicas" nos estabelecimentos chega a 122 dB(A), ultrapassando em muito os limites de risco para a audição, o que pode ser qualificado como um nível ensurdecedor, às vezes impossibilitando a conversa entre as pessoas. Os autores citam que já existe quem se refira às lesões auditivas causadas pelos níveis de pressão sonora da música eletronicamente amplificada como "lesão de discoteca".

A exposição aos elevados níveis de pressão sonora é capaz de ocasionar efeitos maléficos ao organismo, sejam eles auditivos ou não. Além de alterações auditivas, a exposição a ruído pode ocasionar nervosismo, irritabilidade, estresse, dores de cabeça e má digestão, entre outras reações orgânicas e psíquicas, além de intolerância a sons intensos, sendo clara, nesse sentido, a relevância da adoção de medidas preventivas e de conscientização da população sobre esse problema.

É importante ressaltar que os programas de conservação auditiva, quando muito, são implantados apenas nas indústrias. Em relação à população em geral, não se observam iniciativas governamentais para a criação de programas de educação ambiental que, dentre outros alertas, falem sobre os riscos decorrentes da exposição a sons intensos.

Considerando que ao longo da vida os jovens podem ser constantemente expostos a sons intensos na escola, nas atividades de lazer ou no trabalho, torna-se importante investigar a existência de indícios de alteração auditiva, como, por exemplo, a presença de mudança temporária do limiar auditivo (ou, em inglês, *Temporary Threshold Shift* — TTS) imediatamente após a exposição a sons intensos.

Neste capítulo será exposto o resumo de um estudo (Marcon, 1999) que teve por objetivo avaliar os níveis de pressão sonora em uma danceteria e analisar a presença de alteração temporária do limiar auditivo em jovens do sexo feminino da cidade de Farroupilha (RS) que freqüentavam esses estabelecimentos.

Metodologia

A população estudada foi composta de 53 jovens do sexo feminino da cidade, com faixa etária de 15 a 25 anos, submetidas a um questionário composto de duas etapas, antes e depois da exposição à danceteria. O questionário abordou atividades de lazer prediletas, periodicidade de freqüência a danceterias, sensação após exposição à música intensa e consciência sobre os danos que a exposição a níveis de pressão sonora elevados poderiam causar, uso e quantidade de álcool e cigarros, além de presença de zumbido ou sensação de plenitude auricular pós-exposição.

O nível de pressão sonora foi avaliado, sendo utilizado um medidor de pressão sonora da marca Quest modelo Q 300, durante um período de uma hora.

Os relatos de vários freqüentadores de danceteria demonstraram um tempo médio de permanência nesse local de quatro horas. Definiram-se, assim, como tempo mínimo de exposição na danceteria para o grupo estudado, três horas, a fim de avaliar a presença do fenômeno de mudança temporária do limiar auditivo. Esse grupo foi submetido a um exame audiométrico antes e depois da exposição aos níveis de pressão sonora elevados. Previamente, a audiometria inicial realizou a inspeção visual do meato acústico externo, sendo excluídas as pessoas com tampão ceruminoso.

O primeiro exame foi realizado em repouso auditivo. Nos dois momentos foram testadas as freqüências de 250 a 8.000 Hz por via aérea. Foi utilizado um audiômetro da marca Interacoustics, modelo AD28 de um canal, calibrado para a realização desse estudo. Após a saída da danceteria, o grupo foi submetido a nova avaliação audiométrica, apenas por via aérea, num espaço de cinco até no máximo vinte minutos após a exposição, não tendo sido o tempo pós-exposição, até a realização do teste, exatamente o mesmo para todas as jovens.

Resultados

Medições de nível de pressão sonora e dosimetria

Utilizamos para a análise dos resultados da dosimetria o critério de 85 dB(A) por oito horas com um fator de conversão de 5 dB. O nível médio encontrado com a dosimetria foi de 103 dB(A), com picos de até 143,8 dB(A). O tempo médio de exposição foi de três horas. Isso significa que, se essas pessoas ficassem expostas a esse nível de pressão sonora por um período de oito horas, elas estariam recebendo uma dose de ruído de 318,2% (segundo o critério utilizado de 85 dB por oito horas diárias).

Questionários

Na aplicação dos questionários foram obtidas as seguintes respostas:
- **Profissão:** 10 dos sujeitos afirmaram estudar e trabalhar; 31 só estudar; 10 só trabalhar e 2 dos sujeitos afirmaram não estudar ou trabalhar.
- **Atividade de lazer predileta:** 15 sujeitos citaram dançar; 1 dormir; 13 escutar música; 12 praticar esportes; 5 ler; 2 ler e ouvir música; 1 pilotar *kart* e 4 sujeitos disseram sair à noite.
- **Periodicidade de freqüência a danceterias:** 14 sujeitos afirmaram freqüentar danceterias no máximo uma vez ao mês; 26, de duas a quatro vezes por mês; e 13, mais de quatro vezes por mês. Observe-se que nenhum dos sujeitos da nossa amostra declarou não freqüentar danceterias.

- **Sensação quando se expõe à música amplificada:** 33 dos sujeitos do grupo responderam gostar de estar expostos à música amplificada; 7 afirmaram preferir música de baixa intensidade; 2 disseram que a música atrapalhava a conversa e 11 mencionaram sensação de desconforto quando expostos à música fortemente amplificada.
- **Consciência dos efeitos da exposição à música amplificada na audição:** 40 sujeitos afirmaram que a exposição à música amplificada e aos ruídos pode causar danos à audição; 11 disseram desconhecer os efeitos da exposição à música amplificada na audição e 2 mencionaram que a exposição não causa danos.
- **Ingestão de bebidas alcoólicas:** durante o período em que estiveram na danceteria, 31 dos sujeitos afirmaram ter ingerido bebida alcoólica e 22 não ter ingerido nenhum tipo de bebida alcoólica. Quando indagados sobre a quantidade de bebida ingerida, observamos que nenhum dos sujeitos citou ter ingerido mais de dois copos de cerveja ou uma dose de bebida destilada.
- **Consumo de cigarros:** 11 dos sujeitos afirmaram ter feito uso de cigarros, enquanto 42 disseram não tê-los utilizado. Quando indagados sobre a quantidade de cigarros consumidos, citaram até seis cigarros.
- **Sintomas subjetivos:** após sair da danceteria, 5 sujeitos afirmaram não apresentar nenhum sintoma subjetivo, quando indagados sobre a presença de zumbido ou sensação de plenitude auricular; 2 indicaram sensação de plenitude auricular; 20 men-

cionaram zumbido e 26 sujeitos citaram ambas as sensações (zumbido e sensação de plenitude auricular).

Audiometria

A análise dos exames audiométricos dos 53 sujeitos, realizados antes da exposição à música amplificada, demonstrou a não-ocorrência de perda auditiva.

Dividimos os audiogramas das jovens conforme a classificação de entalhe audiométrico, de acordo com os critérios utilizados por Fiorini (1994):

- **Normal:** limiares auditivos iguais ou inferiores a 25 dB(A).
- **Normal com entalhe:** limiares auditivos com rebaixamento numa das freqüências de 3, 4 ou 6 kHz, com diferença de pelo menos 10 dB em relação à freqüência anterior ou posterior.
- **Traçado audiométrico sugestivo de PAIR:** configuração de PAIR, mas ainda limiares auditivos acima de 25 dB(A), na faixa de freqüência de 3 a 6 kHz.

Observamos os seguintes resultados:

- **Audição normal sem a presença de entalhe:** 16 sujeitos (30,2%).
- **Audição normal com a presença de entalhe unilateral:** 21 sujeitos (39,6%).
- **Audição normal com presença de entalhe bilateral:** 16 sujeitos (30,2%).

Classificamos os achados dos cruzamentos dos exames audiométricos realizados antes e depois da exposição à música fortemente amplificada em sujeitos com presença e naqueles com ausência do fenômeno de mudança temporária do limiar auditivo. Noventa e seis por cento das participantes do presente estudo apresentaram mudança temporária do limiar auditivo.

Com base nos exames realizados traçamos uma comparação das médias dos limiares auditivos do grupo, obtidas em cada freqüência, antes e depois da exposição à música amplificada, analisados em cada ouvido separadamente, observando a presença de TTS e a média de sua magnitude, considerando todos os sujeitos testados.

Gráfico 1. Comparação da média dos limiares auditivos das jovens testadas, na orelha direita, obtidos antes e depois da exposição à música eletronicamente amplificada em danceteria.

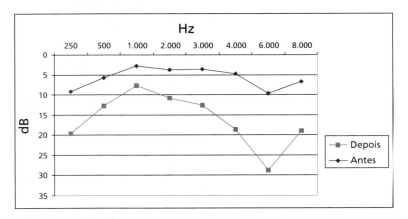

Gráfico 2. Comparação da média dos limiares auditivos das jovens testadas, na orelha esquerda, obtidos antes e depois da exposição à música eletronicamente amplificada em danceteria.

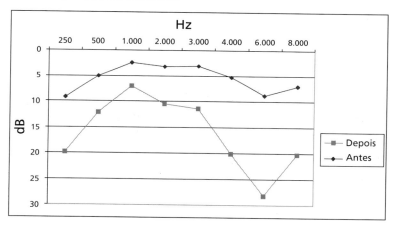

Gráfico 3. Disposição dos grupos com TTS unilateral, bilateral e sem a presença de TTS bilateral após a exposição à música eletronicamente amplificada na danceteria.

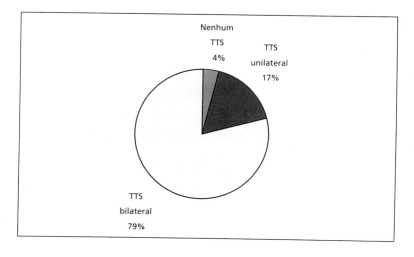

O grupo das jovens que participaram da pesquisa foi dividido conforme a seguinte definição: pessoas sem TTS; pessoas com TTS unilateral, e pessoas com TTS bilateral.

Discussão

A pesquisa permitiu observar que nossa população está exposta a um nível de pressão sonora média de 103 dB, por períodos de três a quatro horas, conforme citaram os sujeitos avaliados, fato que constitui um tempo de exposição excessivo, maior que o citado na nossa legislação, na Norma Regulamentadora NR-15 (Brasil, 1998), como exposição máxima permitida. Se considerarmos os picos encontrados de até 143,8 dB, acreditamos que esses sujeitos deveriam utilizar protetores auriculares, bem como ser indiscutível a necessidade de implantação de mecanismos que diminuam o nível de pressão sonora nesses ambientes.

Dados ainda revelados com a pesquisa apontaram a relação entre a predileção das atividades de lazer e a exposição a elevados níveis de pressão sonora (88,7%), o que pode caracterizar um risco à saúde auditiva da população estudada (Lipscomb, 1969; Fulgrath, 1969; e Rintelmann, 1971).

Os danos à audição causados pela música amplificada foram mencionados por 75% das jovens avaliadas. Entretanto, observamos que, independentemente do reconhecimento dos riscos trazidos à audição por seus hábitos de lazer, as participantes afirmaram gostar dessa prática, parecendo desconsiderar possíveis acometimentos de danos auditivos.

Ao cruzar os dados dos exames audiométricos realizados antes e depois da exposição à música amplificada, constatamos que em 96% dos sujeitos avaliados ocorreu o fenômeno de TTS em pelo menos um dos ouvidos testados. Essas informações ressaltam a importância de promovermos a educação da população em geral sobre os riscos da exposição à música amplificada, bem como o impacto de uma deficiência auditiva na vida de um indivíduo, a fim de devolver de modo especial a esses ambientes de lazer seu real papel de integração social, nos quais se possa conversar e divertir-se longe dos riscos das repetidas exposições a níveis elevados de pressão sonora que sofremos hoje.

Referências bibliográficas

BRASIL. Norma Regulamentadora NR-15 — Limites de tolerância para ruído contínuo ou intermitente (Portaria n. 3.214, de 8 de junho de 1978). In: *Segurança e Medicina do Trabalho*, v. 16, pp. 123-4, 1998.

FIORINI, A. C. *Conservação auditiva: estudo sobre o monitoramento audiométrico em trabalhadores de uma indústria metalúrgica*. Dissertação de Mestrado em Distúrbios da Comunicação. São Paulo: Pontifícia Universidade Católica, 1994.

FULGRATH, J. M. Modern day rock-and-roll music and damage-risk criteria. *The Journal of the Acoustical Society of America*, v. 45, n. 3, pp. 704-11, 1969.

HÈTU, R. e FORTIN, M. Potential risk of hearing damage associated with exposure to highly amplified music. *Journal of the American Academy of Audiology*, v. 6, pp. 378-86, set. 1995.

JORGE JUNIOR, J. J. e MONTE ALEGRE, A. A audição dos jovens e sua relação com hábitos de exposição à música eletronicamente amplificada: introdução ao tema e uma revisão bibliográfica. *Revista Brasileira de Otorrinolaringologia*, v. 61, n. 1, pp. 7-13, 1995.

Lipscomb, D. M. High intensity sounds in the recreational environment. *Clinical Pediatrics*, v. 8, n. 2, pp. 63-8, fev. 1969.

Marcon, S. I. *Estudo da alteração temporária do limiar auditivo em jovens do sexo feminino da cidade de Farroupilha*. Dissertação de Mestrado em Distúrbios da Comunicação. Curitiba: Universidade Tuiuti do Paraná, 1999.

Oliveira, C. G. de. Fonoaudiologia preventiva em saúde do trabalhador. In: Marchesan, I. Q.; Zorzi, J. L. e Gomes I. C. D. (orgs.). *Tópicos em fonoaudiologia*, v. III, 1996.

Rintelmann, W. F. et. al. Temporary threshold shift and recovery patterns from two types of rock and roll music presentation. *The Journal of the Acoustical Society of America*, v. 51, n. 4, pp. 1249-55, 1971.

3
Caracterização dos níveis de pressão sonora em academias de ginástica e avaliação auditiva de seus professores

ADRIANA BENDER MOREIRA DE LACERDA

Seja na infância (creches, parques ou brinquedos ruidosos), na adolescência (uso de *walkman*, discotecas, fliperamas ou concertos de *rock*), na idade adulta (poluição sonora ambiental, atividades de lazer ou ruído ocupacional), o ruído e seus elevados níveis são parte integrante de nossa vida.

Alguns autores, como Axelsson (1991), Axelsson e Jerson (1985), Celani e Costa Filho (1991) e Fusco e Marcondes (1989), demonstraram, por meio de pesquisas, que certas atividades de lazer para crianças e adultos jovens podem gerar ruídos em intensidade suficientemente forte, capaz de levar a uma perda auditiva. Constataram ainda que em poucos anos a ocorrência de perda auditiva neurossensorial aumentou por conta desses sons, principalmente entre os adolescentes, uma vez que a maioria deles tem atividades de lazer ruidosas e/ou trabalha exposta a elevados níveis de pressão sonora.

As atividades físicas com música são mais agradáveis, pois as tornam mais estimulantes e, com isso, aumentam o rendimento dos alunos nas aulas de ginástica. Entretanto, os níveis de pressão sonora produzidos nessas aulas podem tornar-se um risco ao organismo, trazendo como conseqüência uma desnecessária competição sonora, afetando tanto a comunicação e o esforço vocal quanto a saúde auditiva pessoal, principalmente dos professores, que estão expostos diariamente e sem proteção.

De acordo com a Secretaria do Meio Ambiente da cidade do Rio de Janeiro, em 1998, as reclamações envolvendo a poluição sonora das academias cresceram cerca de 150%. Esse número colocou a poluição sonora no topo da lista, ficando à frente da poluição atmosférica, hídrica e da ocupação irregular.

A norte-americana International Association of Fitness Professionals, em resposta a uma crescente relação entre o risco de perda auditiva e exercícios físicos, recomendou que a música nas salas de ginástica não deveria ultrapassar 90 dBNPS, e a voz do professor, 10 dBNPS.

Fusco e Marcondes (1989) relataram que os jovens estão apresentando alterações auditivas decorrentes de sua participação nas aulas de ginástica, e alertaram que o aluno aproveita as aulas como lazer, mas o professor está em atividade laborativa. O risco à saúde auditiva do profissional pode aumentar consideravelmente se pensarmos que a cada nova aula o ouvido pode ainda não ter se recuperado metabolicamente da sobrecarga da exposição do dia ou período anterior, dando início, dessa forma, a lesões celulares.

Para Axelsson (1991), o ruído na indústria pode ser controlado graças à melhor proteção auditiva que hoje se tem à disposição dos trabalhadores. Porém, até o momento, o futuro que se vislumbra para as atividades de lazer não parece muito promissor, fato demonstrado pela escassa literatura que relaciona a prática de atividade física e os níveis de pressão sonora elevados.

O objetivo do presente capítulo foi incluir nesta obra os dados obtidos numa investigação (Lacerda, 1999) sobre o perfil audiológico e as queixas orgânicas e auditivas associadas à exposição a níveis de pressão sonora, em professores de academias de ginástica de Curitiba, e descrever os níveis de pressão sonora da música utilizada nas aulas de ginástica.

Metodologia

A população-alvo deste estudo consistiu em professores de ginástica provenientes de diversas academias de Curitiba. A amostra foi composta por 32 professores (12 do sexo feminino e 20 do sexo masculino), com idades entre 20 e 39 anos, com tempo de atuação na profissão de dois e meio a catorze anos, e uma jornada de trabalho de nove a quarenta horas semanais, sem história pregressa de patologias auditivas e exposição a ruídos ocupacionais.

Todos os professores avaliados ministravam aulas em diferentes modalidades, como aeróbica, *step*, aerolocal, *street dance*, musculação, hidroginástica, *jazz*, dança folclórica e *body pump*, estando a música presente em todas as aulas. Porém, na avaliação de nível de pressão sonora, foram selecionadas as modalidades *aerofitness* e *step* (academia A), *body pump* e *step* (academias B e C).

O nível de pressão sonora foi avaliado por um engenheiro acústico, durante as aulas de ginástica, em três academias da cidade. Foram utilizados dois medidores de pressão sonora: um analógico, marca Simpson, modelo 886-2, e outro digital, marca Lutron, modelo FL4011, a fim de garantir a confiabilidade das respostas.

As academias, selecionadas aleatoriamente, foram classificadas de acordo com sua localização (zonas residenciais), seu perfil sociocultural (alunos de classe social média e alta), a corrente musical (predomínio do *rock*) e o tempo de aula (uma hora).

A avaliação audiológica dos professores foi realizada na clínica de fonoaudiologia da Universidade Tuiuti do Paraná (UTP), sob repouso acústico de catorze horas, contendo anamnese (identificação, história clínica, audiológica, atividades ocupacionais e de lazer), meatoscopia, audiometria tonal limiar (audiômetro Madsem 622 e fone TDH 39), medidas de imitância acústica (analisador de orelha média Maico 630), emissão otoacústica evocada e produto de distorção (aparelho Celesta da Madsen).

Os resultados dos exames audiométricos foram classificados como normal (limiares auditivos iguais ou menores que 20 dBNA), normal com entalhe audiométrico (limiares auditivos iguais ou menores que 25 dBNA, rebaixamento dentro da normalidade, nas freqüências de 3, 4 ou 6 kHz, sendo considerado quando havia diferença de pelo menos 10 dB da freqüência anterior e posterior) e perda auditiva neurossensorial (limiares auditivos iguais ou maiores que 25 dBNA, por via aérea e via óssea).

Na emissão otoacústica evocada utilizou-se estímulo de 80 dB, programado para mil varreduras. O padrão de normalidade escolhido foi o de reprodutibilidade superior a 60%. No produto de distorção, o estímulo para F1 e F2 foi de 70 dBSPL, programado para mil varreduras nas freqüências de 500, 1, 2, 3, 4, 6 e 8 kHz. O padrão de normalidade foi estabelecido pelo critério de Lopes Filho (1997):

Emissão otoacústica (EOA) evocada transiente:
- **Presente:** reprodutibilidade maior ou igual a 60%.
- **Ausente:** reprodutibilidade menor que 60%.

Emissão otoacústica (EOA) evocada produto de distorção:
- **Normal:** limiares encontrados dentro da faixa de normalidade do critério sugerido por Lopes Filho (1997) para o aparelho Celesta (de 0 a 15 dBSPL).
- **Alterado:** todos os limiares que estão abaixo da faixa de normalidade do critério sugerido por Lopes Filho (1997) para o aparelho Celesta (abaixo de 0 dBSPL).

Resultados

Os níveis de pressão sonora obtidos nos pontos distintos das salas de ginástica, durante as aulas, estão apresentados na tabela a seguir.

Considerando a ginástica uma atividade de lazer, os resultados da Tabela 1 apontam para a presença de um ruído acima dos padrões de conforto acústico sugeridos na Norma Brasileira (NBR) 10.152, da Associação Brasileira de Normas Técnicas, de 40 a 55 dB(A), em pavilhões fechados para espetáculos, locais para a prática de esportes e de atividades es-

Tabela 1. Apresentação dos resultados da avaliação do nível de pressão sonora em dB(A) segundo modalidade de aula nas academias A, B e C.

	ACADEMIA A		ACADEMIA B		ACADEMIA C	
	STEP	AEROFITNESS	STEP	BODY PUMP	STEP	BODY PUMP
Leq	80,5	75,82	90,0	86,5	92,3	92,1
TWA	80,2	75,7	89,8	86,3	93,2	91,4
LOP	77,4	74,0	90,1	87,4	92,4	94,3

Leq = nível médio equivalente
TWA = média ponderada pelo tempo
LOP = nível médio no local ocupado pelo professor durante a aula

portivas. Entretanto, 47% dos professores, no que se refere à percepção, consideraram os níveis de ruído no local de trabalho muito intensos, e 53% os consideraram moderados.

Dos 32 professores de ginástica, 9 (28%) não apresentaram queixas relacionadas à exposição a elevados níveis de pressão sonora, e 23 (72%) apresentaram pelo menos uma queixa, sendo as mais mencionadas: zumbido, sensação de ouvido tampado e baixa concentração, concordando com dados da literatura na área (Kryter, 1985; Fiorini, Silva e Bevilacqua, 1991; Russo, 1993; Andrade *et al.*, 1998).

No que se refere à audiometria tonal limiar, dos 32 sujeitos avaliados, 84% apresentaram limiares auditivos normais, e 16% apresentaram alteração auditiva em pelo menos uma orelha. Todos os sujeitos apresentaram teste de percepção da fala normal.

Dos 84% de indivíduos que apresentaram audição normal, 1 apresentou entalhe audiométrico bilateral, 2 apresentaram entalhe audiométrico unilateral na orelha direita, e outros 2 apresentaram entalhe audiométrico na orelha esquerda.

Dos 5 indivíduos com alteração auditiva, 3 apresentaram perda auditiva neurossensorial bilateral e 2 perda auditiva neurossensorial unilateral na orelha direita.

Tabela 2. Apresentação dos resultados da audiometria tonal limiar.

	ORELHA DIREITA	ORELHA ESQUERDA
Normal	22 (68,8%)	24 (75%)
Normal com entalhe	5 (15,6%)	5 (15,6%)
Perda auditiva neurossensorial	5 (15,6%)	3 (9,4%)
TOTAL	32 (100%)	32 (100%)

Verificou-se uma forte tendência de preservação da audição dos professores de ginástica estudados nesta pesquisa, independentemente do tempo de atuação na profissão. Isso pode ser justificado pelo fato de os professores não estarem expostos continuamente a elevados níveis de pressão sonora e por não possuírem uma jornada de trabalho superior a oito horas diárias (quarenta horas semanais) — apenas 21% dos profissionais pesquisados adotam jornada de trabalho entre trinta e quarenta horas semanais.

As medidas de imitanciometria apresentaram-se normais nos 32 professores: timpanogramas tipo A, gradiente timpanométrico normal e reflexos ipsilaterais e contralaterais presentes, exceto em 4.000 Hz, em 96% dos sujeitos avaliados.

Os dados acima citados concordam com o trabalho de Houghton, Greville e Keith (1988), segundo o qual a amplitude do reflexo acústico é menor em indivíduos expostos a elevados níveis de pressão sonora.

Tabela 3. Apresentação dos resultados da EOA transiente.

	ORELHA DIREITA	ORELHA ESQUERDA
EOAT Presente	19 (60%)	16 (50%)
EOAT Ausente	13 (40%)	16 (50%)
TOTAL	32 (100%)	32 (100%)

A comparação entre o resultado da audiometria tonal limiar e a EOA transiente demonstrou que, dos 28 sujeitos com audiometria tonal normal, 12 apresentaram EOA transiente alterada.

Tabela 4. Apresentação dos resultados da EOA produto de distorção.

	ORELHA DIREITA	ORELHA ESQUERDA
EOAPD Presente	19 (59%)	12 (41%)
EOAPD Ausente	13 (41%)	20 (59%)
TOTAL	32 (100%)	32 (100%)

Por meio da análise dos resultados, observamos que as freqüências agudas a partir de 3.000 Hz apresentaram amplitudes reduzidas em 40% no ouvido direito e 60% no ouvido esquerdo, concordando com o trabalho de Engdahl e Kemp (1996).

Considerações finais

O estudo (Lacerda, 1999) procurou levantar questões sobre o ruído nas atividades de lazer, especificamente nas academias de ginástica, bem como a caracterização audiológica dos professores de ginástica.

O ruído existente nas aulas de ginástica pode prejudicar a audição dos professores, caso estes continuem expostos a elevados níveis de pressão sonora por um longo período de tempo.

Para que medidas de minimização dos efeitos do ruído sejam adotadas, há a necessidade de reformulações, que vão desde a construção de salas de ginástica acusticamente favoráveis até o controle do nível de intensidade da música. A adoção de medidas que diminuam os níveis de pressão sonora nas academias de ginástica pode influenciar positivamente a saúde de professores, funcionários e alunos desses estabelecimentos.

Este estudo deixou claro, ainda, que a maioria dos professores não foi orientada em relação aos cuidados que deveriam ter com a audição no seu ambiente de trabalho. Embora tenham considerado o ruído muito intenso, afirmaram ser ele necessário para estimular os alunos nas aulas de ginástica. Outro fator importante foi que 11% dos professores apresentaram fadiga vocal e foram encaminhados para terapias de voz.

Nesse contexto, sugere-se que os cursos de educação física promovam discussões e estudos sobre esse tema. Programas de educação ambiental deverão ser implantados dentro das academias de ginástica, prevenindo possíveis danos auditivos. Como todo programa de educação, é indispensável a realização de um trabalho multidisciplinar, que envolva fonoaudiólogos, proprietários, professores, funcionários e alunos de academias, sendo o fonoaudiólogo um orientador no que se refere à saúde auditiva e vocal, criando ações que visem conscientizar e preservar a integridade dos indivíduos.

Referências bibliográficas

ANDRADE et al. Efeitos do ruído no organismo. *Pró-Fono Revista de Atualização Científica*, v. 10(1), pp. 17-20, 1998.

ASSOCIAÇÃO BRASILEIRA DE NORMAS TÉCNICAS. *Níveis de conforto acústico* (NBR-10.151). Rio de Janeiro, 1999.

AXELSSON, A. A exposição de ruídos de lazer em adolescentes e adultos jovens. *Jornal do Som e Vibração*, v. 151, pp. 447-53, 1991.

AXELSSON, A. e JERSON, T. Noisy toys: a possible source of sensorineural hearing loss. *Pediatrics*, 76(4), pp. 574-8, out. 1985.

AXELSSON, A. e LINDGREN, F. Clinical noise research: hearing in classical musicians. *Acta Otolaringol Stockh*, n. 337, pp. 1-74, 1981.

BRASIL. Norma Regulamentadora NR-15 do Ministério do Trabalho. *Segurança e medicina do trabalho* (Manuais de legislação Atlas). 39. ed. São Paulo: Atlas, 1998.

CELANI, A. C. e COSTA FILHO, O. A. O ruído em atividades de lazer para crianças e jovens. *Pró-Fono Revista de Atualização Científica*, v. 3, n. 2, 1991.

ENGDAHL, B. e KEMP, D. T. The effect of noise exposure on the details of distortion product otoacoustic emissions in humans. *Journal of the Acoustical Society of America*, 99(3), pp. 1573-87, mar. 1996.

FIORINI, A. C. O ruído é um vício. *Revista Época*, n. 12, pp. 58-62, 10 de agosto de 1998.

FIORINI, A. C.; SILVA, S. A. e BEVILACQUA, M. C. Ruído, comunicação e outras alterações. *Saúde Ocupacional e Segurança*, v. 26, pp. 49-60, 1991.

FUSCO, L. e MARCONDES, J. Abaixe o volume. *Boa Forma*, v. 10, n. 23, pp. 27-30, 1989.

HOUGHTON, J. M.; GREVILLE, K. A. e KEITH, W. J. Acoustic reflex amplitude and noise: induced hearing loss. *Audiology*, n. 27, pp. 42-8, 1988.

KRYTER, K. D. *The effects of noise on man*. 2. ed. Nova York: Academic Press, Inc., 1985.

LACERDA, A. B. M. *Caracterização dos níveis de pressão sonora em academias de ginástica e avaliação auditiva de seus professores.* Dissertação de Mestrado em Distúrbios da Comunicação. Curitiba: Universidade Tuiuti do Paraná, 1999.

LOPES FILHO, O. *et al*. *Tratado de fonoaudiologia*. São Paulo: Roca, 1997.

_____. Emissões otoacústicas espontâneas em recém-nascidos de risco. *Revista Brasileira de ORL*, 63(6), pp. 567-73, 1997.

RUSSO, I. C. P. *Acústica e psicoacústica aplicadas à fonoaudiologia*. São Paulo: Lovise, 1993.

4
Perfil audiométrico de trabalhadores agrícolas

CHRISTIANE ALINE WERLANG MANJABOSCO

O trabalho agrícola no Brasil é uma atividade significativa do ponto de vista social e de negócio. Entretanto, a saúde do trabalhador desse setor nem sempre recebe a atenção necessária. Agregados ao trabalho agrícola, podem-se encontrar ruídos de vários tipos, vibrações e produtos químicos específicos, como os agrotóxicos, realidade que nos levou a acreditar que esses trabalhadores seriam candidatos a apresentar danos auditivos. Nesse sentido, confirmam-se a relevância e a necessidade de desenvolver estudos e pesquisas sobre as condições dos ambientes de trabalho que significam riscos à saúde e ao bem-estar dos trabalhadores do agronegócio.

A CUT (1996) relata os cinco riscos mais comuns à saúde dos trabalhadores agrícolas: agrotóxicos, levantamento de peso, longas jornadas em pé, equipamentos inseguros, calor ou frio excessivo.

O indivíduo que trabalha em indústrias, na presença de ruído intenso, tem um acompanhamento periódico no que diz respeito à sua saúde e, principalmente, à sua audição, recebendo informações sobre o problema. Já os trabalhadores agrícolas, que estão expostos diariamente ao ruído e/ou aos agrotóxicos — este último uma das ameaças mais sérias à sua saúde (Buttler, 1996; Trapé, 1994) —, não têm o mesmo acompanhamento.

Sabe-se que tais exposições não são sempre constantes e contínuas, porém são dois agentes combinados que estão interagindo sobre esses trabalhadores. E, como conhecemos a influência desses fatores na audição, é possível que esses indivíduos estejam sob risco de sofrer danos auditivos.

De acordo com Costa *et al.* (2003), a literatura cita que muitos produtos químicos podem lesar estruturas da orelha interna, agindo como complicadores cocleares ou vestibulares, de maneira temporária ou permanente.

Os estudos sobre as perdas auditivas de trabalhadores têm sido mais voltados para os riscos de exposição a ruído, nos quais a literatura apresenta inúmeros achados bem consolidados, discutidos por vários autores, tais como Axelsson (1979), Morata (1989), Rosler (1994) e Seligman (1993), para citar alguns. Porém, existem outros fatores de risco para a saúde auditiva que têm sido observados com freqüência nos ambientes de trabalho, como a exposição a produtos químicos de efeito ototóxico, como mostraram Morata (1986 e 1989), Jacobsen *et al.* (1993), Morata *et al.* (1993, 1997 e 2002), Franks e Morata (1996), Teixeira e Brandão (1998), Teixeira (2000), Teixeira *et al.* (2002 e 2003), Sliwinska-Kowalska (2003), que podem ser consultados por aqueles que desejarem aprofundar o conhecimento sobre como ocorre a toxicidade química no sistema auditivo.

A dissertação de mestrado (Manjabosco, 2004) que deu origem a este capítulo apresentou um trabalho que teve o objetivo de fazer uma descrição do perfil audiométrico do trabalhador agrícola, a fim de verificar a influência desse tipo de atividade sobre a audição do trabalhador, bem como de discutir a necessidade de programas preventivos destinados a essa população.

Metodologia

O estudo foi constituído por dois grupos de indivíduos do sexo masculino: o Grupo 1 (grupo exposto), composto por 42 sujeitos, com idade média de 38 anos, tempo médio de quinze anos de trabalho na agricultura, jornada diária de trabalho em torno de oito horas; o Grupo 2 (grupo controle) também composto por 42 sujeitos, não expostos a agentes externos nocivos à audição e sem história prévia de perda auditiva. A idade média desse grupo também foi de 38 anos. Os dois grupos foram pareados de acordo com a idade dos sujeitos pesquisados, para que na comparação dos dados audiométricos não houvesse influência dessa variável.

Os participantes foram entrevistados e questionados quanto à sua história médica, ocupacional e quanto à exposição a ruídos fora do ambiente de trabalho ou em atividades de lazer, não tendo sido obtido, no Grupo 2, relato de exposição consistente a ruído no ambiente de trabalho ou fora dele.

O teste auditivo do Grupo 1 e de parte dos participantes do Grupo 2 foi realizado pela autora, em cabine acústica, com audiômetro GSI 68, em repouso auditivo mínimo de catorze horas. Os demais participantes do Grupo 2 foram avaliados no laboratório de audiologia da Universidade Tuiuti do Paraná, em cabine acústica, com audiômetro AC-40.

Os dois grupos de participantes foram submetidos ao exame de audiometria tonal por via aérea nas freqüências de 500, 1.000, 2.000, 3.000, 4.000, 6.000 e 8.000 Hz. Foi testada a via óssea somente naqueles indivíduos que apresentaram limiares auditivos acima de 25 dBNA, nas freqüências de 500, 1.000, 2.000, 3.000 e 4.000 Hz.

Os níveis de pressão sonora das máquinas a que os trabalhadores agrícolas estão expostos foram medidos, por um técnico de segurança do trabalho, com um medidor de nível de pressão sonora da marca Quest 400. Não foi possível realizar medições das exposições a agrotóxicos dos trabalhadores, mas por meio do questionário obtivemos descrições de seu uso.

Resultados

Todos os sujeitos do grupo de trabalhadores agrícolas são expostos a mais de um tipo de ruído, como os ruídos de máquinas do armazém (26%), máquinas e implementos agrícolas (62%), caminhão (19%) e máquinas da oficina (7%). Os resultados das medições de nível de pressão sonora encontram-se na Tabela 1.

Tabela 1. Níveis de pressão sonora (NPS) dos equipamentos agrícolas usados pela população de trabalhadores de uma empresa agrícola situada na cidade de Cruz Alta (RS).

FONTE GERADORA	NPS, EM dB(A)
Esmeril	98
Moedor de grãos	98
Lixadeira	95
Máquina pré-limpeza	93
Trator em atividade	90
Solda elétrica	87

Os "trabalhadores agrícolas polivalentes" que atuam na lavoura estão expostos a ruídos de máquinas e implementos agrícolas apenas três meses por ano, nas chamadas "épocas de safra", quando ocorre o plantio e a colheita das sementes cultivadas, trabalhando de doze a quinze horas por dia.

Já os sujeitos que trabalham no armazém estão expostos diariamente ao ruído das máquinas do local, em constante funcionamento, com aumento no número de máquinas e de horas em funcionamento nas épocas de safra.

Os motoristas estão expostos diariamente ao ruído do caminhão, e os mecânicos ao ruído das máquinas da oficina, bem como ao ruído de caminhão, máquinas e implementos agrícolas.

Dos 42 trabalhadores avaliados, 19% estão expostos a ruído diariamente por oito horas, 55% três meses por ano em torno de dez a doze horas diárias, e 26% estão expostos diariamente por oito horas, incluindo horas extras nas épocas de safra.

É importante observar que os 42 trabalhadores agrícolas estudados estão expostos a ruído, mas nem todos estão expostos a agrotóxicos. Nota-se que 12% deles (motoristas) não têm contato direto e/ou indireto com esses agentes químicos, mas 88% mantêm esse contato. A relação dos tipos de agrotóxicos utilizados pelos trabalhadores na empresa agrícola estudada é dividida de acordo com o grupo químico e os princípios ativos fundamentais desses produtos, sendo classificados em inseticidas, fungicidas e herbicidas.

O contato direto ocorre quando os trabalhadores preparam o agrotóxico que será utilizado para aplicação na lavoura e pulverizam-na, ou quando preparam a semente. O contato indireto com agrotóxicos ocorre sempre, seja dentro do armazém, seja na lavoura, onde se encontram resíduos desses agentes tóxicos.

Verificou-se que todos os indivíduos que mantêm contato indireto com agrotóxicos correspondem a 88% da população pesquisada. Aqueles que têm contato direto com agrotóxicos correspondem a 79% dos sujeitos avaliados.

As queixas de saúde relatadas por esses trabalhadores agrícolas após a jornada de trabalho foram cansaço (36%) e dor de cabeça (36%). Já as queixas auditivas apresentadas após a jornada de trabalho foram zumbido (33%), tontura (12%), sensação de ouvido tapado (24%), dor de ouvido (5%), dificuldade para ouvir (19%). Entre os entrevistados, 31% não apresentaram queixa auditiva.

Achados audiométricos

Dos 42 sujeitos avaliados do Grupo 1, 40% apresentam audição normal (limiares auditivos que não ultrapassaram 25 dBNA), e 60% mostram limiares auditivos rebaixados. Destes, 92% apresentam alteração neurossensorial bilateral (com rebaixamento nas freqüências de 3.000 a 6.000 Hz), e 8% alteração neurossensorial unilateral, sendo os maiores rebaixamentos encontrados na faixa de altas freqüências. Essas freqüências, que indicaram limiares auditivos rebaixados, apresentaram grau de alteração que variou de leve a severo.

Em relação à exposição a agrotóxicos, das 25 audiometrias com alteração nos limiares auditivos, 16% dos sujeitos pesquisados estavam expostos somente a ruído, e 84% a ruído e agrotóxicos. Nos 25 exames com alteração nos limiares auditivos, 23 foram considerados casos sugestivos de perdas auditivas ocupacionais, podendo estar refletidos, nesses 23 exames, os efeitos da exposição a ruído (alteração na faixa de 3.000 a 6.000 Hz) e também a ototóxicos (alteração nas freqüências de 3.000 a 8.000 Hz).

Constatou-se que dos 37 trabalhadores que apresentam contato com agrotóxicos, 30% já tiveram intoxicação causada por esses produtos químicos. Nesse subgrupo, a porcentagem de casos de perdas auditivas nas altas freqüências foi mais elevada: 73%.

Passaremos a apresentar agora os resultados obtidos com o Grupo 2 (não expostos a ruído ocupacional).

Dos 42 exames auditivos realizados nesse grupo, 93% apresentam limiares auditivos normais, e somente 7% limiares auditivos alterados (abaixo de 25 dB), sendo as perdas configuradas por rebaixamento na faixa de frequências altas, com grau de rebaixamento variando de leve a moderado.

O teste de Mann-Whitney foi usado na comparação dos limiares auditivos do Grupo 1 (expostos) e do Grupo 2 (controle). Os gráficos a seguir mostram as médias de limiares auditivos apresentadas nas orelhas direita e esquerda de ambos os grupos pesquisados.

Gráfico 1. Limiares auditivos (em dBNA) apresentados na orelha direita dos dois grupos pesquisados: Grupo 1 (trabalhadores expostos a ruído e agrotóxico) e Grupo 2 (controle/indivíduos não expostos a agentes nocivos à audição).

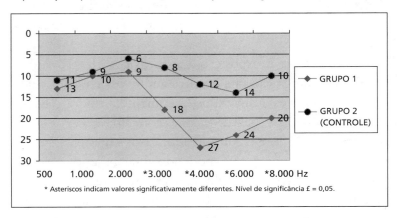

Gráfico 2. Limiares auditivos (em dBNA) apresentados na orelha esquerda dos dois grupos pesquisados: Grupo 1 (trabalhadores expostos a ruído e agrotóxico) e Grupo 2 (controle/indivíduos não expostos a agentes nocivos à audição).

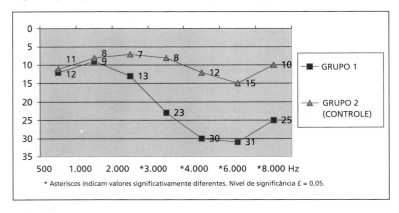

Os limiares auditivos das freqüências de 500 a 2.000 Hz, que normalmente não são afetados por exposições como as estudadas, estatisticamente se apresentam sem diferenças. Esse dado indica que o grupo controle foi adequadamente selecionado, pois seus limiares auditivos nessas freqüências são equivalentes. Já na faixa de freqüências suscetíveis aos efeitos do ruído por vários produtos ototóxicos, os limiares se apresentaram estatisticamente diferentes.

Discussão

A medição dos níveis de pressão sonora das máquinas operadas pelos trabalhadores demonstrou que ultrapassam o limite de tolerância permitido para oito horas de trabalho, segundo o Anexo I da Norma Regulamentadora NR-15. Os valores medidos variaram de 87 a 98 dB. Esses indivíduos, em várias épocas do ano, trabalham mais de oito horas diárias, o que os coloca sob risco de adquirir perdas auditivas induzidas por ruído (PAIR).

De acordo com Costa *et al.* (2003), um ruído intenso durante um tempo de exposição suficiente para causar um dano auditivo não provocará perda auditiva se a orelha estiver adequadamente protegida. No caso dos trabalhadores agrícolas estudados, observou-se que 47% deles não faziam uso de protetores auriculares. Porém, verificou-se que 43% desses sujeitos, que apresentam perda auditiva ocupacional, relataram fazer uso de protetor auricular durante a jornada de trabalho. Dessa maneira, pode-se levantar a hipótese de que o Equipamento de Proteção Individual (EPI) utilizado na empresa não é adequado para o nível de pressão sonora a que os sujeitos estão expostos, ou que o uso desse EPI não está sendo feito de forma correta.

Pela imensa quantidade de agrotóxicos utilizada na agricultura e pela falta de um sistema de vigilância sanitária que acompanhe a audição dos trabalhadores periodicamente, fica difícil prever que tipo de agrotóxico pode causar dano auditivo no indivíduo. De acordo com a literatura, sabe-se que grande parte desses produtos é neurotóxica, podendo afetar diferentes porções do sistema nervoso central e periférico.

Dos trabalhadores expostos a ruído que também possuem contato direto e/ou indireto com agrotóxicos, 60% apresentaram perda auditiva nas altas freqüências. Segundo Morata *et al.* (2002) e Sliwinska-Kowalska *et al.* (2003), a exposição a agentes ototóxicos pode causar alterações auditivas na faixa de freqüências que vão de 3.000 a 8.000 Hz, o que foi observado no grupo de trabalhadores avaliados.

Garcia (1996) comenta que o risco no trabalho com agrotóxicos está associado basicamente ao seu manuseio e à sua aplicação, por isso a descontaminação das roupas impregnadas desses agentes é muito difícil, permanecendo o acúmulo da substância química. Nesse caso, a pele permanece em constante contato com os agentes, o que facilita a absorção dérmica.

Seria indicado, nesse sentido, de acordo com Teixeira (2000), que o trabalhador exposto a agrotóxicos tivesse um local adequado para se alimentar, se trocar, guardar e lavar as roupas de trabalho, e também recebesse orientações quanto ao hábito de lavar as mãos e o rosto antes de beber, comer ou fumar. Infelizmente, isso não ocorre na empresa agrícola estudada. As únicas medidas preventivas tomadas por alguns trabalhadores são higiene das mãos, banho e troca de roupa, em porcentagens não significativas.

Os dados estatísticos obtidos por meio do teste de Mann-Whitney para comparação dos limiares auditivos dos grupos estudados indicam que os limiares nas freqüências de 3.000 a 8.000 Hz são estatisticamente diferentes. De acordo com Jerger e Jerger (1989) e Kós e Kós (1998), a faixa de freqüências afetada no caso da exposição a ruído está entre 3.000 e 6.000 Hz. Isso nos sugere que, além do efeito do ruído, e pelo fato de a freqüência de 8.000 ser estatisticamente diferente entre os grupos, existiu uma ação simultânea do agente ototóxico na audição dos trabalhadores agrícolas.

Com base nesse estudo (Manjabosco, 2004), pôde-se verificar que a audição dos trabalhadores que atuam no ramo de atividade agrícola corre riscos iguais ou piores que a da população em geral. A presença de fatores de risco à audição indica a necessidade da realização de programas preventivos nessa área.

Uma das alternativas à prevenção de perdas auditivas são os chamados Programas de Prevenção de Perdas Auditivas, que consistem em um conjunto de ações com o objetivo de minimizar as exposições a agentes de risco, evitando assim o desencadeamento ou o agravamento de perdas auditivas relacionadas ao trabalho.

Um dado importante desse estudo que merece atenção é o baixo grau de escolaridade dos trabalhadores agrícolas. Isso dificulta a compreensão, por parte desses sujeitos, de etiquetas ou outros materiais informativos a que eles possam ter acesso sobre equipamentos de proteção individual e sobre a toxicidade dos agrotóxicos, fato que deve ser levado em conta na elaboração de programas educativos.

Os achados do estudo confirmam a necessidade da realização de trabalhos preventivos com trabalhadores agrícolas. Tanto os empregados como os empregadores precisam ser orientados em relação aos tipos de agentes a que os trabalhadores estão expostos e às conseqüências que podem acarretar ao indivíduo.

Como é difícil encontrar empresas ou empregadores que ofereçam esse tipo de programa, órgãos públicos de saúde deveriam promover e coordenar uma iniciativa nessa área. Assim, toda a população que trabalha no ramo agrícola teria acesso a esse serviço.

Referências bibliográficas

AXELSSON, A. Diagnosis and treatment of occupational noise-induced hearing loss. *Acta Otolaringology*, n. 360, pp. 86-7, 1979.

AZEVEDO, A. P. *et al.* Ruído: um problema de saúde pública (outros agentes físicos). In: BUSCHINELLI, J. T. P. *Isto é trabalho de gente? Vida, doença e trabalho no Brasil.* Rio de Janeiro: Vozes, 1994, pp. 403-35.

BRASIL. Norma Regulamentadora NR-15 — Limites de tolerância para ruído contínuo ou intermitente (Portaria n. 3.214, de 8 de junho de 1978). In: *Segurança e Medicina do Trabalho*, 16, pp. 123-34, 1998.

BUTTLER, F. H. Socioeconomic impacts and social implication of reducing pesticide and agricultural chemical use in the United States. In: GARCIA, E. G. *Segurança e saúde no trabalho rural com agrotóxico: contribuição para uma abordagem mais abrangente.* Dissertação de Mestrado em Saúde Pública. São Paulo: Universidade de São Paulo (Faculdade de Saúde Pública), 1996.

COSTA, E. A.; MORATA, T. C. e KITAMURA, S. Patologia do ouvido relacionada com o trabalho. In: MENDES, R. *Patologia do trabalho.* 2. ed. Vol. 2. São Paulo: Atheneu, 2003, pp. 1253-82.

CUT. *Saúde, meio ambiente e condições de trabalho: conteúdos básicos para uma ação sindical.* São Paulo: Fundacentro, 1996.

FERREIRA JUNIOR, M. *Perda auditiva induzida por ruído (PAIR): bom senso e consenso.* São Paulo: VK, 1998.

FRANKS, J. R. e MORATA, T. C. Ototoxic effects of chemical alone or in concert with noise: a review of humans studies. In: AXELSSON, A. *et al. Scientific basis of noise-induced hearing loss.* Nova York: Thieme Medical Publishers, 1996, pp. 437-72.

GARCIA, E. G. *Segurança e saúde no trabalho rural com agrotóxico: contribuição para uma abordagem mais abrangente.* Dissertação de Mestrado. São Paulo: Universidade de São Paulo (Faculdade de Saúde Pública), 1996.

JACOBSEN, P.; HEIN, H. O. e SUADICANI, P. Mixed solvent exposure and hearing impairment: an epidemiological study of 3.284 men (The Copenhagen male study). *Occupational Medicine*, 43, pp. 180-4, 1993.

JERGER, S. e JERGER, J. *Alterações auditivas.* São Paulo: Atheneu, 1989.

KÓS, A. O. e KÓS, M. I. Etiologias das perdas auditivas e suas características audiológicas. In: FROTA, S. *Fundamentos em fonoaudiologia: audiologia.* Rio de Janeiro: Guanabara Koogan, 1998, pp. 121-33.

MANJABOSCO, C. W. *Perfil audiométrico de trabalhadores agrícolas da cidade de Cruz Alta (RS).* Dissertação de Mestrado em Distúrbios da Comunicação. Curitiba: Universidade Tuiuti do Paraná, 2004.

MORATA, T. C. *Saúde do trabalhador: estudo sobre a exposição simultânea a ruído e dissulfeto de carbono.* Dissertação de Mestrado. São Paulo: Pontifícia Universidade Católica, 1986.

_____. Study of the effect of simultaneous exposure to noise and carbon disulfide on worker hearing. *Scand Audiol*, 18, pp. 53-8, 1989.

MORATA, T. C. *et al.* Effects of occupational exposure to organic solvents and noise on hearing. *Scandinavian Journal Work, Environment and Health*, 19, pp. 245-54, 1993.

_____. Hearing loss from combined exposures among petroleum refinery workers. *Scand. Audiol.*, 26, pp. 141-9, 1997.

_____. Audiometric findings in workers exposed to low levels of styrene and noise. *J. Occup. Environ. Med.*, 44 (9), pp. 806-14, 2002.

ROSLER, G. Progression of hearing loss by occupational noise. *Scand. Audiol.*, 23, pp. 13-37, 1994.

SELIGMAN, L. Efeitos não auditivos e aspectos psicossociais no indivíduo submetido a ruído intenso. *Revista Brasileira de Otorrinolaringologia*, 59 (4), pp. 257-9, 1993.

SLIWINSKA-KOWALSKA, M. *et al.* Ototoxic effects of occupational exposure to styrene and co-exposure to styrene and noise. *J. Occup. Environ. Med.*, 45 (1), pp. 15-24, 2003.

TEIXEIRA, C. F. *Exposição ocupacional aos inseticidas e seus efeitos na audição: a situação dos agentes de saúde pública que atuam em programas de controle de endemias vetoriais em Pernambuco.* Dissertação de Mestrado. Recife: Fundação Oswaldo Cruz, 2000.

TEIXEIRA, C. F.; AUGUSTO, L. G. e MORATA, T. C. Occupational exposure to insecticides and their effects on the auditory system. *Noise & Health*, 4, pp. 31-9, 2002.

_____. Saúde auditiva de trabalhadores expostos a ruído e inseticidas. *Saúde Pública*, 37 (4), pp. 417-23, 2003.

TEIXEIRA, C. F. e BRANDÃO, M. F. A. Efeitos dos agrotóxicos no sistema auditivo dos trabalhadores rurais. *Cad. Inf. Prev. Acid.*, 19, p. 218, 1998.

TRAPÉ, A. Z. O caso dos agrotóxicos. In: ROCHA, L. E.; RIGOTTO, R. M. e BUSCHINELLI, J. T. P. *Isto é trabalho de gente? Vida, doença e trabalho no Brasil.* Rio de Janeiro: Vozes, 1994, pp. 568-608.

5

Efeitos auditivos e extra-auditivos da exposição ocupacional a ruído e vibração

Márcia Fernandes

Estressores ambientais encontrados nos locais de trabalho são caracterizados por *agentes físicos* (ruído, calor, vibrações, pressões e radiações) e *agentes químicos* (fumo, poeira, gases, vapores). Em contrapartida, os estressores organizacionais estão relacionados com a organização do trabalho, como turnos, ritmo e ergonomia, ou seja, a relação do trabalhador com suas tarefas. Eles alteram o funcionamento de todo o organismo e o sono, aumentam a sensibilidade aos estressores ambientais e, conseqüentemente, aumentam o risco de acidentes de trabalho. Combinados, esses estressores podem ter uma série de efeitos sobre a saúde e o bem-estar dos trabalhadores.

Entre os agentes de riscos ocupacionais destaca-se o ruído. Sabe-se que os trabalhadores expostos a esse risco queixam-se de perda auditiva e zumbido, bem como de vários outros sintomas, tais como cefaléia, nervosismo e problemas de estômago. A vibração também é um agente de risco ocupacional que, por sua complexidade, merece ser mais bem estudada.

Entende-se por perda auditiva induzida por ruído (PAIR) as alterações dos limiares auditivos, do tipo neurossensorial, decorrentes da exposição ocupacional sistemática a níveis de pressão sonora elevados (Brasil, 1998).

Outros fatores também podem influenciar a ocorrência de perdas auditivas ligadas ao trabalho, entre eles: vibrações, exposição a agentes ototóxicos e a temperaturas extremas (Morata e Lemasters, 1995). A exposição concomitante a ruído, produtos químicos (Morata, 1986; Souza, 1994) e vibrações (Carnicelli, 1994) pode agravar a perda auditiva, induzida por níveis de pressão sonora elevados.

As vibrações acompanham o homem nos mais variados ambientes, sendo classificadas pelo modo como são transmitidas ao corpo: vibração de corpo inteiro e vibração transmitida por meio das mãos. A primeira ocorre quando o corpo está sendo suportado por uma superfície que vibra. É produzida de três formas: ao sentarmos num assento que vibra, ao ficarmos em pé num piso que vibra, ou ao nos deitarmos numa superfície vibrante.

A vibração transmitida por meio das mãos é produzida por diversos processos: na indústria, na agricultura, na mineração e na construção. A ação repetida desses estressores sobre o corpo humano pode sobrecarregar e prejudicar não somente o sistema nervoso periférico, mas também o sistema nervoso central (Murata, Araki e Aono, 1990).

A norma ISO 2631 (1997) afirma que a exposição à vibração de corpo inteiro causa uma complexa distribuição de movimentos oscilatórios e forças dentro do organismo. A vibração pode provocar sensação de desconforto e mau humor, influenciar o desempenho ou oferecer risco à saúde e à segurança do indivíduo.

Para Pekkarinen (1995), a vibração de corpo inteiro é um estímulo difuso que excita vários receptores simultaneamente e causa estresse geral. O autor relata que essa vibração tem sido responsabilizada por alterações na circulação sangüínea da orelha interna, observando uma redução temporária do limiar auditivo entre as freqüências de 2 e 4 kHz.

Matoba (1994) coloca que dor de cabeça, insônia, esquecimento, irritabilidade, depressão, zumbido e impotência aparecem em indivíduos expostos à vibração por meio das mãos à medida que os sinais e sintomas vão progredindo. Entretanto, as alterações mais comuns seriam na circulação periférica, nervosa e muscular, na articulação e no sistema nervoso central e autônomo, associadas com perda auditiva, nistagmo e vertigem. Essas alterações são observadas em 60% a 70% dos pacientes.

A ação da exposição combinada a ruído e vibração pode ter um efeito sinérgico sobre a saúde dos trabalhadores. Manninen (1984) *apud* Castaño e Fernandez (1989) descreve um aumento sistemático do estresse e outros efeitos deletérios em trabalhadores expostos a um ou outro risco isoladamente.

Vários estudos relatam que trabalhadores que sofriam da síndrome do dedo branco, caracterizada pela perda da capacidade manipuladora e de controle do tato das mãos, desenvolveram maior perda auditiva que o grupo controle (Pyykko *et al.*, 1981, 1994; Axelsson *et al.*, 1989; Iki, 1994; Miyakita *et al.*, 1997). Eles afirmam que o mecanismo mais provável da perda auditiva induzida por níveis de pressão sonora elevados é a vasoconstrição do ouvido interno, causada pela exposição ao ruído e pelo aumento da demanda de oxigênio para fortalecer e prolongar a excitação dos receptores das células que aumentam o risco isquêmico das células ciliadas.

Há uma grande variação entre indivíduos quanto à capacidade de perceber a vibração e de considerá-la desconfortável ou inaceitável, o que faz que a pessoa precise estar exposta à vibração há vários anos para que ocorram mudanças em seu estado de saúde.

Independentemente de como é transmitida a vibração, é preciso conhecer seus efeitos, a fim de que a prevenção possa ser preconizada. O objetivo do estudo apresentado na dissertação de mestrado da autora foi analisar as queixas relatadas por trabalhadores expostos a vibrações e ruído ocupacional, bem como os achados da avaliação audiológica, correlacionando ambos e analisando os aspectos relevantes para a prevenção das perdas auditivas (Fernandes, 2000). O que segue é um resumo do método, dos achados e das sugestões de medidas que devem ser aplicadas.

Metodologia

A pesquisa foi realizada com 80 trabalhadores de uma empresa da região metropolitana de Curitiba, igualmente expostos a aproximadamente 92 dB(A), subdivididos em dois grupos:

- **Grupo 1:** expostos ocupacionalmente a níveis elevados de pressão sonora e à vibração transmitida por meio das mãos e dos braços.

- **Grupo 2:** expostos ocupacionalmente a níveis elevados de pressão sonora e à vibração transmitida pelo corpo inteiro.

Os trabalhadores foram avaliados no laboratório de fonoaudiologia da Universidade Tuiuti do Paraná, que realizou a avaliação audiométrica e a entrevista, a fim de obter dados sobre a rotina de trabalho dos pesquisados.

Os tópicos do roteiro de entrevista incluíram: antecedentes ocupacionais de exposição a níveis de pressão sonora elevados; exposição não-ocupacional ao mesmo agente; antecedentes de patologias auditivas; antecedentes mórbidos com possíveis implicações auditivas; administração de medicamentos e sua ação sobre a audição; uso de protetor auditivo e sua freqüência; promoção do levantamento das queixas auditivas e extra-auditivas dos participantes.

Os trabalhadores avaliados trabalhavam numa empresa de conservação e limpeza de vias públicas, em regime de turno fixo, das 7 horas às 17h30. O tempo mínimo de exposição a ruído ocupacional era de quatro horas diárias há pelo menos um ano. Todos se encontravam, no momento da avaliação audiológica, em repouso acústico de catorze horas, tendo sido excluídos, porém, 7 trabalhadores por apresentarem perfuração da membrana timpânica, obstrução do meato acústico externo ou exposição extra-ocupacional ao ruído e/ou à vibração.

O Grupo 1 foi integrado por 38 trabalhadores que operavam motorroçadeiras (vibração transmitida por meio das mãos e dos braços), e o Grupo 2, por 35 trabalhadores que operavam máquinas como motoniveladora, pá carregadeira, rolo compressor e retroescavadeira (vibração de corpo inteiro).

Resultados

Entre os trabalhadores do Grupo 1, as queixas mais comuns foram nervosismo, problemas de estômago e de coluna. Já entre os trabalhadores do Grupo 2 foram relatados nervosismo, ansiedade, cefaléia, problemas visuais, problemas de coluna, zumbido, problemas de estômago e formigamento ou esbranquiçamento dos dedos. A ocorrência das queixas foi semelhante entre os dois grupos, porém com uma freqüência maior nos trabalhadores do Grupo 2, tendo como exceções diminuição da sensibilidade cutânea e problemas de estômago e ortopédicos.

Os resultados da audiometria foram analisados segundo o critério de classificação utilizado por Fiorini (1994). Esse critério classifica os achados nas seguintes categorias: normal [todos os limiares iguais ou inferiores a 25 dB(A)], normal com entalhe (rebaixamento numa das freqüências de 3, 4 ou 6 kHz, com diferença de pelo menos 10 dB em relação à freqüência anterior ou posterior) e traçado audiométrico sugestivo de perda auditiva induzida pelo ruído (PAIR), ou seja, configuração de PAIR, mas ainda limiares auditivos acima de 25 dB(A) na faixa de freqüência de 3 a 6 kHz.

Na Tabela 1 são listadas as classificações audiométricas de acordo com o tempo de exposição.

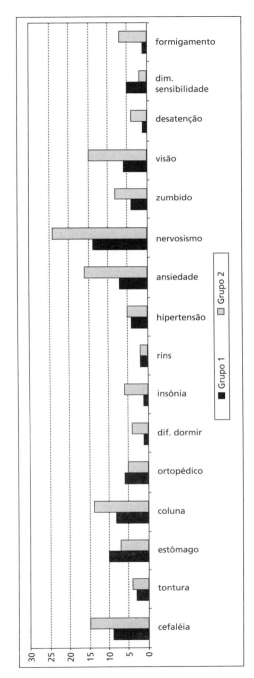

Gráfico 1. Número de queixas de saúde apresentadas pelos participantes do estudo por grupo de exposição.

Tabela 1. Número e porcentagem das classificações audiométricas dos participantes de acordo com o grupo e o tempo de exposição.

EXPOSIÇÃO (EM ANOS)	GRUPO 1 NOR-MAL nº-%	ENTA-LHE nº-%	PAIR (UNI) nº-%	PAIR (BI) nº-%	TOTAL nº-%	GRUPO 2 NOR-MAL nº-%	ENTA-LHE nº-%	PAIR (UNI) nº-%	PAIR (BI) nº-%	TOTAL nº-%
0-10	9-50	6-33	2-11	1-6	18-100	8-50	5-31	1-6	2-13	16-100
11-26	5-25	8-40	2-10	5-25	20-100	8-42	3-16	2-10	6-32	19-100

No Grupo 1, a maior porcentagem de audiometrias normais (50%) ocorreu em trabalhadores expostos a níveis de pressão sonora elevados entre zero e dez anos. Essa porcentagem é menor à medida que aumenta o tempo de exposição em ambos os grupos, porém de forma mais acentuada no Grupo 1.

O uso de protetor auricular foi mencionado por todos os trabalhadores do Grupo 1, sem exceção, sendo 13 do tipo concha e 11 do tipo plugue. Um trabalhador afirmou usar o protetor de vez em quando, 2 quase sempre e 21 sempre que expostos a barulho alto. Mesmo com o uso do protetor auricular foram observados 6 casos de PAIR.

No Grupo 2, 12 trabalhadores mencionaram utilizar o protetor, sendo 7 do tipo concha e 5 do tipo plugue; 4 utilizavam esporadicamente, 1 fazia uso quase sempre e 7 afirmaram fazer uso do protetor auricular sempre que expostos a barulho alto. A não-utilização do protetor auricular foi mencionada por 9 trabalhadores, cuja audição mostrou-se alterada. É maior o número de trabalhadores que usam o protetor e apresentam limiares auditivos normais no Grupo 1.

A tabela a seguir expõe a relação entre as classificações audiométricas e as queixas de formigamento e esbranquiçamento dos dedos.

Tabela 2. Classificações audiométricas em relação às queixas de formigamento e esbranquiçamento dos dedos por grupo de exposição.

CLASSIFI-CAÇÃO AUDIO-MÉTRICA	GRUPO 1 FORMIGAMENTO/ESBRANQUIÇAMENTO						GRUPO 2 FORMIGAMENTO/ESBRANQUIÇAMENTO					
	SIM nº	%	NÃO nº	%	TOTAL nº	%	SIM nº	%	NÃO nº	%	TOTAL nº	%
Normal	3	22	11	78	14	100	3	19	13	81	16	100
Alterada	3	12	21	88	24	100	5	26	14	74	19	100
TOTAL	6	16	32	84	38	100	8	23	27	77	35	100

Não foi observada uma tendência de associação entre a queixa de formigamento dos dedos e as alterações auditivas.

Discussão

A diferença nas porcentagens de queixas de saúde entre os dois grupos sugere que a exposição à vibração de corpo inteiro e a rotina de trabalho sem pausas podem afetar a saúde dos trabalhadores de forma mais freqüente e acentuada. Essa observação indica a necessidade de que medidas sejam propostas para redução dessa exposição.

Hempstock e O'Connor (1978) demonstraram que, quando há interrupção da exposição a vibrações durante o dia, o resultado pode ser benéfico no tocante a seus efeitos no trabalhador. Os autores observaram também que, antes da introdução do dispositivo de antivibração nas serras elétricas, os trabalhadores apresentavam os primeiros sinais da síndrome do dedo branco depois de um período de latência de três anos. Depois da introdução do dispositivo antivibração, houve uma melhora evidente dos sintomas. Da mesma forma, intervalos durante exposição a ruído também reduzem o tempo total de exposição e o risco que ela representa.

Segundo Zhu *et al.* (1997), os efeitos combinados de ruído e vibrações transmitidos por meio das mãos/braços podem aumentar a ocorrência de perda auditiva, mas também para Pekkarinen (1995) esse aumento pode estar associado à suscetibilidade individual e supostamente ao sistema nervoso autônomo, que regula a reação da vascularização periférica.

Em relação ao formigamento e esbranquiçamento dos dedos, dos 6 (17%) trabalhadores do Grupo 1 que fizeram essa queixa, 3 tiveram resultado de audiometria normal; 1, entalhe unilateral; 1, entalhe bilateral; e 1, PAIR bilateral. No Grupo 2, 8 (23%) trabalhadores apresentaram a queixa; 3 tiveram resultado de audiometria normal; 1, entalhe unilateral; 1, PAIR unilateral; e 3, PAIR bilateral. Esses dados, portanto, não coincidem com os encontrados por Starck *et al.* (1988) em seus estudos, nos quais trabalhadores com sintomas da síndrome do dedo branco tinham limiares auditivos de 10 dBNA piores que aqueles que não apresentavam sintomas. Há que se levar em conta que nessa pesquisa foi considerada a queixa e não o sintoma como um provável diagnóstico da doença propriamente dita. Além disso, o tamanho da amostra pode ter sido insuficiente para permitir a observação desses efeitos relatados pela literatura.

Inúmeros autores concordam que, para prevenção de perdas auditivas no trabalho, o controle da exposição deve ser sempre a primeira alternativa a ser considerada (NIOSH, 1996). Entretanto, por dificuldades técnicas e econômicas, Gerges (1997) argumenta que o uso de protetores auriculares é a medida mundialmente adotada e difundida por ser pouco dispendiosa e de fácil acesso.

A ênfase tem sido dada à atenuação que o protetor oferece. Contudo, outras qualidades necessárias à sua efetividade têm sido negligenciadas. Deve-se considerar o tipo de ruído existente, a compatibilidade entre o tipo de protetor auricular e demais equipamentos de proteção, conforto, e as condições do local de trabalho, como temperatura, umidade e pressão atmosférica.

O uso intermitente dos protetores auriculares reduz drasticamente sua efetividade. Um protetor que atenua 30 dB(A) em oito horas de exposição atenuará apenas 15 dB(A) se o trabalhador deixar de usá-lo por um período cumulativo de trinta minutos durante um dia de oito horas de trabalho (NIOSH, 1998).

As medidas adotadas pela empresa estudada restringiam-se à oferta de protetores auditivos, sem controle sobre o uso. A periodicidade dos exames audiométricos é decidida pelo médico e acontece entre uma vez por ano e uma vez a cada três anos, segundo relato dos trabalhadores. Não existe um programa de prevenção de perdas auditivas estruturado para a população do estudo, apesar de a sua necessidade ser evidente.

A população estudada utiliza somente alguns equipamentos de proteção individual (óculos, protetor auricular) para prevenir-se dos efeitos da vibração. Porém, é notória a necessidade de aplicação de medidas como as sugeridas no "Criteria for a recommended standard occupational exposure to hand-arm vibration" (NIOSH, 1989):

- reconhecer sinais e sintomas decorrentes de vibrações;
- registrar todos os sinais e sintomas;
- criar normas para a supervisão médica na prevenção e no controle das doenças decorrentes de vibrações;
- levantar os possíveis efeitos sobre a saúde ao se continuar operando equipamentos vibrantes;
- informar-se da reversibilidade quando detectados precocemente sinais e sintomas;
- criar normas para a produção e manutenção de equipamentos vibrantes;
- observar aspectos ergonômicos do uso do equipamento;
- saber da necessidade de aquecimento do corpo e conhecer procedimentos para mantê-lo, e às mãos, aquecido e seco;
- usar roupas e equipamentos de proteção;
- realizar medições dos agentes de risco;
- estabelecer horário de trabalho e descanso para controlar a duração da exposição;
- informar o supervisor sobre qualquer funcionamento anormal dos equipamentos;
- estar ciente da possibilidade de agravamento da síndrome produzida pela vibração por meio das mãos/braços por causa do hábito de fumar e do uso de algumas drogas.

Ao analisar o resultado final da pesquisa em questão, configurou-se a relevância da implantação de medidas que quantifiquem e controlem a exposição à vibração e ao ruído. O elevado número de queixas indicou a necessidade da aplicação de outros exames que caracterizem ou diagnostiquem efetivamente os sintomas decorrentes da exposição a vibrações, bem como da adoção de condutas que orientem tanto a direção da empresa quanto os próprios trabalhadores em relação à implementação de programas de prevenção de doenças ocupacionais que contemplem também o programa de prevenção de perdas auditivas.

Referências bibliográficas

AXELSSON, A.; HAMERNIK, R. P. e AHROON, W. A. Noise and vibration interactions: effects on hearing. *J. Acoust. Soc. Am.*, 86 (6), pp. 2129-37, 1989.

BRASIL. Norma Regulamentadora NR-15 — Limites de tolerância para ruído contínuo ou intermitente (Portaria n. 3.214, de 8 de junho de 1978). In: *Segurança e Medicina do Trabalho*, 16, pp. 123-34, 1998.

_____. Ministério de Trabalho. Secretaria de Segurança e Saúde do Trabalho. Portaria n. 19, 1998.

CARNICELLI, M. V. F. Exposição ocupacional à vibração transmitida através das mãos: uma revisão sobre o distúrbio vascular periférico. *Rev. Bras. Saúde Ocup.*, 22 (82), pp. 35-44, abr./jun. 1994.

CASTAÑO, J. G. e FERNANDEZ, C. C. Alteraciones de salud en trabajadores expuestos a ruidos y vibraciones en ferrocarriles nacionales. *Rev. Cuba Hig. Epidemiol.*, 27 (1), pp. 87-95, 1989.

FERNANDES, M. *Estudo dos efeitos auditivos e extra-auditivos da exposição ocupacional a ruído e vibração*. Dissertação de Mestrado em Distúrbios da Comunicação. Curitiba: Universidade Tuiuti do Paraná, 2000.

FIORINI, A. C. *Conservação auditiva: estudo sobre o monitoramento audiométrico em trabalhadores de uma indústria metalúrgica*. Dissertação de Mestrado em Distúrbios da Comunicação. São Paulo: Pontifícia Universidade Católica, 1994.

GERGES, S. N. Y. Efeitos nocivos: a audição e as conseqüências das vibrações no corpo humano. *Revista Proteção*, pp. 56-62, jul. 1997.

HEMPSTOCK, T. I. e O'CONNOR, D. E. Assessment of hand transmitted vibration. *Ann. Occup. Hyg.*, 21, pp. 57-67, 1978.

IKI, M. Vibration induced white finger as a risk factor for hearing loss and postural instability. *Nagoya J. Med. Sci. (Suppl.)*, 57, pp. 137-45, 1994.

INTERNATIONAL ORGANIZATION FOR STANDARDIZATION. Acoustics: whole body vibration. *ISO 2631*. Genebra, 1997.

MATOBA, T. Pathophysiology and clinical picture of hand-arm vibration syndrome in Japanese workers. *Nagoya J. Med. Sci. (Suppl.)*, 57, pp. 19-26, 1994.

MIYAKITA, T.; MIURA, H. e FUTATSUKA, M. Noise-induced hearing loss in relation to vibration-induced white finger in chain saw workers. *Scand. J. Work Environ. Health*, 13, pp. 32-6, 1997.

MORATA, T. C. *Saúde do trabalhador: estudo da exposição simultânea a ruído e dissulfeto de carbono*. Dissertação de Mestrado em Distúrbios da Comunicação. São Paulo: Pontifícia Universidade Católica, 1986.

MORATA, T. C. e LEMASTERS, G. K. Epidemiologic considerations in the evaluation of occupational hearing loss. *Occup. Med. State Art. Rev.*, 10(3), pp. 641-56, 1995.

MURATA K.; ARAKI, S. e AONO, H. Central and peripheral nervous system effects of hand-arm vibrating tool operation: a study of brainstem auditory-evoked potential and peripheral nerve conduction. *Int. Arch. Occup. Environ. Health*, 62(3), pp. 183-7, 1990.

NATIONAL INSTITUTE FOR OCCUPATIONAL SAFETY AND HEALTH — NIOSH. *Criteria for a recommended standard occupational exposure to hand-arm vibration*. U. S. Department of Health and Human Services, 1989.

_____. *Preventing occupational hearing loss: a practical guide*. U. S. Department of Health and Human Services, 1996.

_____. *Criteria for a recommended standard occupational*

noise exposure revised criterion. U. S. Department of Health and Human Services, 1998.

PEKKARINEN, J. Noise impulse noise, and other physical factors combined effects on hearing. *Occup. Med. State e Art Reviews*, 10(2), pp. 545-59, 1995.

PYYKKO, I. *et. al.* Hand arm vibration in the etiology of hearing loss in lumberjacks. *Br. J. Ind. Med.*, 38, pp. 281-9, 1981.

PYYKKO, I.; FARKKIKA, M. e INABA, R. *et al.* Effect of hand-arm vibration on inner ear and cardiac functions in man. *Nagoya J. Med. Sci. (Suppl.)*, 57, pp. 113-9, 1994.

SOUZA, M. T. *Efeitos auditivos provocados pela interação entre ruído e solventes: uma abordagem preventiva em audiologia voltada à saúde do trabalhador.* Dissertação de Mestrado em Distúrbios da Comunicação. São Paulo: Pontifícia Universidade Católica, 1994.

STARCK, J.; PEKKARINEN, J. e PYYKKO, I. Impulse noise and hand-arm vibration in relation to sensory neural hearing loss. *Scand. J. Work Environ. Health*, 14, pp. 265-71, 1988.

ZHU, S.; SAKAKIBARA, H. e YAMADA, S. Combined effects of hand-arm vibration and noise on temporary threshold shifts of hearing in healthy subjects. *Int. Arch. Occup. Environ. Health*, 6 (69), pp. 433-6, 1997.

6
Limiares auditivos de cirurgiões-dentistas nas freqüências de 250 a 16.000 Hz

SUZANA SOFIA RODRIGUES MOTA

O ruído é, na atualidade, um dos mais significativos agentes nocivos à saúde, em especial à audição, pois está presente nos ambientes urbano e social, principalmente nos locais de trabalho e nas atividades de lazer.

A perda auditiva induzida por ruído (PAIR), dentre as doenças do trabalho, é uma das mais comuns em nosso meio. Segundo Ferreira Junior (1998), dados de incidência e prevalência disponíveis em publicações não são fidedignos, por conta do desconhecimento do total de trabalhadores expostos ao risco, e da falta de critérios adequados ao diagnóstico da alteração auditiva. Além disso, a ausência de parâmetros para a definição legal da incapacidade laborativa e a subnotificação impedem que se tenha uma noção precisa da dimensão social do problema.

Os odontólogos, em seu ambiente de trabalho, estão expostos a diversos riscos ocupacionais que podem afetar sua saúde. Eles trabalham em ambientes com alto nível de ruído, portanto passíveis de perda auditiva. Em seus locais de trabalho, tais profissionais estão expostos a diversas fontes produtoras de ruído, tais como: compressores de ar, turbinas de alta rotação, sugadores de saliva, além de outros fatores, como música ambiente e ruído externo. Trabalhos como os de Nogueira (1983), Costa (1989), Lehto (1990), Saquy *et al.* (1996) e outros mostram que esses fatores, quando associados, podem diminuir a concentração e, conseqüentemente, reduzir a produtividade em 60%.

Degerth e Hagstrom (1981) mediram o nível de ruído produzido pelos equipamentos de alta rotação e afirmaram que estes não excedem 85 dB(A). Shvabova *et al.* (1982) acrescentam que o nível de ruído de um consultório odontológico não é suficientemente forte para ser considerado um risco para a audição.

Sorainen *et al.* (2002) avaliaram os níveis de ruído produzido por equipamentos odontológicos. O estudo foi desenvolvido no laboratório de acústica do Instituto de Saúde Ocupacional de Kuopio, na Finlândia. O ruído de trabalho foi simulado por uma broca, durante sua atividade de perfuração e parada. Os resultados encontrados mostraram que, durante a simulação de trabalho, a média do nível de ruído das peças de mão, novas e velhas, foi de 76 a 82 dB(A); do compressor de ar, de 77 dB(A); do tubo de sucção de saliva, de 75 dB(A).

Opondo-se a essas afirmações, Nogueira (1983) coloca que o ruído emitido pelo equipamento de alta rotação é potencialmente perigoso, podendo levar a uma redução gradual da audição. Ainda que o EPI (equipamento de proteção individual) possa ser usado, podendo até mesmo evitar uma perda auditiva irreversível, ele traz problemas de comunicação entre dentista e paciente.

Robin (1960) já aconselhava medidas preventivas, bem como a American Dental Association (1959), que recomendava avaliações audiométricas periódicas.

A audiometria de altas freqüências avalia freqüências na faixa de 9.000 a 18.000 Hz, e tem sido apontada como um importante teste na detecção precoce de perdas auditivas localizadas na base do ducto coclear, antes mesmo que os efeitos lesivos apareçam na faixa de freqüência convencional, como mostra Zeigelboim (2000).

Informações obtidas por meio da realização de estudos com audiometria de altas freqüências mostram a ocorrência de uma degeneração muito precoce nas células ciliadas, em decorrência de fatores como: exposição a drogas ototóxicas, idade, ruído intenso e outros. Contudo, autores como Tonndorf e Kurman (1984) e Stelmachowicz *et al.* (1989) estariam perdendo tempo precioso para iniciativas preventivas se esses primeiros sinais de alteração não fossem detectados e considerados.

Observamos controvérsias nas considerações de diferentes autores quando mencionam a relação entre o elevado nível de ruído e a audição dos cirurgiões-dentistas, que talvez possam ser explicadas pelas diferenças nos desenhos e nas metodologias de estudo adotadas. De qualquer maneira, essas controvérsias sugerem a necessidade de estudos para a caracterização dos sinais, sintomas e limiares auditivos desses profissionais.

Este capítulo é o relato de um estudo (Mota, 2002) cujo objetivo foi investigar o perfil audiométrico nas freqüências de 250 a 16.000 Hz em cirurgiões-dentistas que estão expostos a elevados níveis de ruído em seu ambiente de trabalho.

Metodologia

A população deste estudo foi formada por 85 cirurgiões-dentistas, da cidade de Cascavel (PR), sendo estabelecido como pré-requisito o uso diário de equipamento de "alta rotação".

Os profissionais apresentavam idades entre 25 e 60 anos, sendo 42 do sexo masculino e 43 do sexo feminino, com tempo de atuação profissional de um a 36 anos e uma jornada de trabalho variando de quatro a dez horas diárias, sem história pregressa de patologias auditivas.

A avaliação audiológica dos cirurgiões-dentistas foi realizada em consultório particular, utilizando o seguinte procedimento:

- **Anamnese:** contendo dados de identificação, informações sobre história otológica, processo de trabalho, equipamentos utilizados, antecedentes audiológicos, mórbidos, familiares, entre outros.
- **Meatoscopia.**
- **Audiometria tonal limiar e audiometria de alta freqüência:** realizadas em audiômetro A 311, marca Amplaid, calibração anterior à coleta de dados.

Os resultados obtidos pelos limiares tonais foram classificados em cinco grupos, segundo a proposta de Axelsson (1979):

- **Normal:** limiares auditivos iguais ou menores que 25 dB.
- **Sugestivo de PAIR:** limiares auditivos iguais ou menores que 25 dB, apresentando um rebaixamento relativo nas freqüências de 3 e/ou 4 e/ou 6 kHz, bem como recuperação nas freqüências agudas subseqüentes.
- **PAIR:** perda auditiva com característica de lesão por ruído, apresentando limiares maiores que 25 dB nas freqüências de 3 e/ou 4 e/ou 6 kHz e a recuperação nas freqüências agudas subseqüentes.
- **PAIR unilateral:** perda auditiva com características de lesão por ruído em apenas uma orelha.
- **Outros:** perda auditiva, cujos limiares eram maiores que 25 dB, com configuração audiométrica não compatível com a estabelecida nos grupos anteriores.

Resultados

As queixas auditivas estiveram presentes em 48% dos participantes do estudo, conforme configuração do gráfico a seguir:

Gráfico 1. Distribuição das principais queixas em relação ao elevado nível de ruído no ambiente de trabalho.

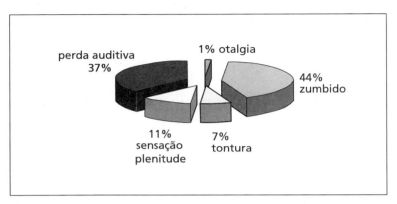

Os limiares auditivos de cada participante do estudo foram utilizados na classificação do resultado de seu teste. A Tabela 1 apresenta a distribuição dos participantes do estudo de acordo com a classificação recebida.

Tabela 1. Resultados da audiometria tonal limiar em relação à classificação.

CLASSIFICAÇÃO	Nº INDIVÍDUOS	%
Normal	36	42,4
Sugestivo de PAIR	9	10,6
PAIR	28	32,9
PAIR unilateral	0	0
Outros	12	14,1
TOTAL	85	100

A seguir, os resultados das classificações audiométricas foram divididos de acordo com o tempo de atuação profissional dos participantes. Podemos observar que a porcentagem de audiometrias classificadas como normais decresce à medida que aumenta o tempo de atuação desses profissionais.

Tabela 2. Resultados da audiometria tonal limiar em relação ao tempo de atuação.

TEMPO ATUAÇÃO	NORMAL	%	SUGEST. PAIR	%	PAIR	%	OUTROS	%	TOTAL	%
1-5 anos	18	78,3	0	0,0	1	4,3	4	17,4	23	100
6-10 anos	8	61,5	1	7,7	3	23,1	1	7,7	13	100
11-15 anos	3	20,0	2	13,3	6	40,0	4	26,7	15	100
16-20 anos	2	20,0	0	0,0	5	50,0	3	30,0	10	100
21-25 anos	3	33,3	1	11,1	5	55,6	0	0,0	9	100
26-30 anos	2	22,2	3	33,3	4	44,5	0	0,0	9	100
31-36 anos	0	0,0	2	33,3	4	66,7	0	0,0	6	100
TOTAL	36	42,4	9	10,6	28	32,9	12	14,1	85	100

Apresentaremos a seguir a caracterização dos limiares de audibilidade dos indivíduos expostos a ruído ocupacional em toda a extensão de freqüências da audiometria de altas freqüências.

Tabela 3. Caracterização dos limiares de audibilidade dos indivíduos expostos a ruído na audiometria de altas freqüências.

FREQÜÊNCIA	ORELHA DIREITA MÉDIA	MEDIANA	ORELHA ESQUERDA MÉDIA	MEDIANA
12.000 HZ	37,5	55,0	37,9	45,0
16.000 HZ	50,9	57,5	51,6	62,5

Gráfico 2. Limiares auditivos na faixa de freqüência de 250 a 16.000 Hz dos participantes cujos audiogramas foram classificados como normais nas freqüências de 250 a 8.000 Hz (orelhas direita e esquerda).

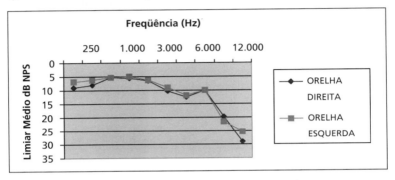

Discussão

Dentre os 85 cirurgiões-dentistas avaliados, 44 (51,8%) não apresentaram queixas auditivas e/ou relacionadas à exposição ao elevado nível de ruído, e 41 (48,2%) fizeram pelo menos uma queixa.

As queixas mais freqüentes foram zumbidos, perda da audição, sensação de plenitude auricular e tontura. Resultado idêntico foi verificado em outros trabalhos realizados com outras populações expostas a elevados níveis de ruído (Fiorini, Silva e Bevilacqua, 1991; Andrade *et al.*, 1998).

Ao examinarmos a relação entre as queixas dos cirurgiões-dentistas e o tempo de atuação profissional, observamos que a porcentagem de participantes do estudo que não apresentou queixas decresce com o aumento do tempo de profissão, e que o maior número de queixas está concentrado na faixa de um a vinte anos de atuação. A ocorrência desse fato pode ser justificada pela adaptação do indivíduo ao ambiente de trabalho.

Em relação à audiometria tonal limiar, dos 85 indivíduos avaliados, 36 (42,3%) apresentaram limiares auditivos normais e 49 (57,7%), alterações auditivas.

Levando-se em consideração a faixa etária estudada e o tempo de atuação profissional, os cirurgiões-dentistas avaliados apresentaram um índice significativo de predisposição e/ou perdas auditivas em decorrência da exposição a elevados níveis de ruído (43,5%). Um abrupto aumento no número de casos de PAIR ocorre entre as faixas etárias dos que têm até 35 anos de idade em comparação com os que têm mais de 36 anos.

Não podemos atribuir esse aumento à idade, pois se trata de uma faixa etária muito nova. Portanto, o tempo de exposição torna-se a variável que explica de maneira mais acurada os resultados obtidos. Um achado notável, se considerarmos os estudos e as afirmações de Shvabova *et al.* (1982), Vendroux (1993) e Lehto (1990), autores para os quais o ruído nos consultórios odontológicos não é um risco para a audição, o que nos leva a crer que não se pode descartar a possibilidade de que o ruído emitido pelos equipamentos odontológicos seja prejudicial à audição desses profissionais, concordando com Zubick *et al.* (1980) e Nogueira (1983).

As observações contrastantes sobre o risco de perda auditiva nessa profissão podem estar associadas a diferentes metodologias adotadas, número de horas de exposição diária, número de dias da semana trabalhados, fatores intrínsecos às diferentes populações testadas e exposições extra-ocupacionais.

Em relação aos indivíduos que apresentaram limiares de audibilidade normais (250 a 8.000 Hz), os limiares para as altas freqüências, de 12.000 e 16.000 Hz, denotaram tendência a rebaixamento, sugerindo predisposição à alteração auditiva mais significativa com o tempo. Essa tendência se mostrou ainda mais significativa nos casos em que a audiometria tonal limiar já se encontrava alterada, o que também foi verificado nos trabalhos de Northern *et al.* (1972), Hallmo *et al.* (1995), Beltrami (1999) e Zeigelboim (2000).

É importante ressaltar que neste estudo (Mota, 2002) testamos apenas duas freqüências altas (12 e 16 kHz) e, para afirmarmos de forma fidedigna a ocorrência precoce de alterações em altas freqüências, seria necessária a realização de testes em uma faixa freqüencial mais extensa. Contudo, observamos um declínio da sensibilidade auditiva nas altas freqüências em função do aumento da idade, como verificado na literatura, conforme os trabalhos de Zislis e Fletcher (1966) e Stelmachowicz *et al.* (1989).

O ruído se faz presente no ambiente de trabalho dos cirurgiões-dentistas e pode ser prejudicial à audição, podendo agravar-se com a continuidade da exposição no decorrer dos anos, associada ao fator idade avançada.

Nesse sentido, os programas de promoção da saúde auditiva devem ser discutidos e implementados entre esses profissionais. Do mesmo modo, assuntos relacionados à questão ruído e audição poderiam ser abordados na fase de formação do profissional, visando ao despertar de ações preventivas e educativas referentes ao tema.

Referências bibliográficas

AMERICAN DENTAL ASSOCIATION. Council on dental research. Sound hazard of high-speed cutting instruments. *Journal of the American Dental Association*, v. 58, p. 145, 1959.

ANDRADE, P. R. *et al.* Efeitos do ruído no organismo. *Revista Pró-Fono*, v. 10, n. 1, pp. 17-20, 1998.

AXELSSON, A. Diagnosis and treatment of occupational noise-induced hearing loss. *Acta Otolaryngology Suppl.*, n. 360, pp. 86-7, 1979.

BELTRAMI, C. H. B. *Dos limiares de audibilidade nas freqüências de 250 a 18.000 Hz em indivíduos expostos a ruído ocupacional.* Dissertação de Doutorado em Ciências dos Distúrbios da Comunicação. São Paulo: Universidade Federal de São Paulo (Escola Paulista de Medicina), 1999.

COSTA, E. G. C. Ergonomia: prevenção dos riscos ocupacionais em odontologia. *Jornal do Dentista*, v. 48, n. 3, pp. 48-51, 1989.

DEGERTH, R. e HAGSTROM, P. *Hammaslaboratorioiden Tyohygieeniset olosuhteet.* Helsinque, Finnish Institute of Occupational Health, 1981.

FERREIRA JUNIOR, M. *PAIR: perda auditiva induzida por ruído.* São Paulo: VK, 1998.

FIORINI, A. C.; SILVA, S. A. e BEVILACQUA, M. C. Ruído, comunicação e outras alterações. *Saúde Ocupacional e Segurança*, v. 26, pp. 49-60, 1991.

HALLMO, P. *et al.* Extended high-frequency thresholds in noise-induced hearing loss. *Scandinavian Audiology*, v. 24, pp. 47-52, 1995.

KWITKO, A. Ruído: os pontos frágeis. *Revista Proteção*, n. 73, jan. 1998.

LEHTO, T. Dentist's hearing and exposure to high speed turbine dental drill noise. *Proceedings of the Finnish Dental Society*, v. 86, n. 3-4, pp. 115-25, 1990.

MOTA, S. S. R. *Estudo dos limiares auditivos de cirurgiões-dentistas nas freqüências de 500 a 16.000 Hz.* Dissertação de Mestrado em Distúrbios da Comunicação. Curitiba: Universidade Tuiuti do Paraná, 2002.

NOGUEIRA, D. P. Riscos ocupacionais de dentistas e sua prevenção. *Revista Brasileira de Saúde Ocupacional*, v. 11, n. 41, pp. 14-6, 1983.

NORTHERN, J. L. e DOWNS, M. P. *et al.* Recommended high-frequency audiometric thresholds levels (8.000-18.000 Hz). *Journal of the Acoustical Society of America*, v. 52, pp. 585-95, 1972.

ROBIN, I. G. Effect of noise made by the dental turbine drill. *Dental Practitioner*, v. 10, pp. 141-52, 1960.

SAQUY, P. C. *et al.* A ergonomia e as doenças ocupacionais do cirurgião dentista. Parte I: Introdução e agentes físicos. *Revista Odontologia Brasil Central*, v. 6, n. 19, pp. 25-8, set. 1996.

SHVABOVA, K. *et al.* Charakteristika pra'ce stomatologu. *Pracovini le Karstvi*, v. 34, n. 3, pp. 93-6, mar. 1982.

SORAINEN, E. e RYTKONEN, E. High-frequency noise in dentistry. *American Industrial Hygiene Association Journal*, n. 63, v. 2, pp. 231-3, abr. 2002.

STELMACHOWICZ, P. G. *et al.* Normative thresholds in to 8 to 20 kHz range as a function of age. *Journal of the Acoustical Society of America*, v. 86, n. 4, pp. 1384-91, 1989.

TALBOTT, E. *et al.* Occupational noise exposure, noise-induced hearing loss, and the epidemiology of high blood pressure. *American Journal of Epidemiology*, n. 121, v. 4, p. 501, 1985.

TONNDORF, J. e KURMAN, B. High frequency audiometry. *Ann. Otol. Rhinol. Laryngology*, n. 93, pp. 576-82, 1984.

VENDROUX, C. *Encyclopedia of occupational health and safety*, v. 1, pp. 600-2, 1993.

ZEIGELBOIM, B. S. *Dos limiares de audibilidade nas altas freqüências em pacientes com insuficiência renal crônica, submetidos ao tratamento conservador.* Tese de Doutorado em Ciências dos Distúrbios da Comunicação Humana. São Paulo: Universidade Federal de São Paulo, 2000.

ZISLIS, T. e FLETCHER, J. L. Relation of high frequency audiometric technique. *Journal of Auditory Research*, v. 6, pp. 189-98, 1966.

ZUBICK, H. H. *et al.* Hearing loss and the high speed dental handpiece. *American Journal of Public Health*, v. 70, n. 6, pp. 633-5, jun. 1980.

7
Análise comparativa entre programas de conservação auditiva

REGINA COELI MOECKEL CAVALLI

O desenvolvimento de pesquisas na área da saúde do trabalhador foi decisivo para implementar e atualizar leis e normas que regulamentam inúmeros aspectos das relações trabalhistas e condições laborais. Entretanto, leis e normas só atingem seus objetivos se acompanhadas de sua prática efetiva.

No Brasil, o Ministério do Trabalho aprovou em 1978 a Portaria n. 3.214, referente às Normas Regulamentadoras (NR) do Capítulo V, Título II, da Consolidação das Leis do Trabalho, relativas à segurança e à medicina do trabalho. Essa legislação tem por objetivo garantir a preservação da saúde dos trabalhadores, bem como identificar os riscos ocupacionais, para que sejam tomadas medidas preventivas de modo sistemático e contínuo.

Das 29 Normas Regulamentadoras brasileiras que visam assegurar a saúde do trabalhador, oito tratam de forma mais específica os seguintes aspectos:

- serviços especializados em engenharia de segurança e medicina do trabalho (NR-4 — SESMT);
- comissão interna de prevenção de acidentes (NR-5 — Cipa);
- equipamentos de proteção individual (NR-6 — EPI);
- programas de controle médico de saúde ocupacional (NR-7 — PCMSO);
- prevenção de riscos ambientais (NR-9 — PPRA);
- atividades e operações insalubres (NR-15) ou perigosas;
- atividades específicas, como trabalhos a céu aberto ou subterrâneos, com explosivos etc.;
- fiscalização e penalidades.

O Programa de Prevenção de Perdas Auditivas (PPPA), no Brasil, é previsto pela NR-9 e pelo Anexo I do Quadro II da NR-7 — Programa de Controle Médico de Saúde Ocupacional (PCMSO) do Ministério do Trabalho. Esse tema foi subdividido, no estudo apresentado na dissertação de mestrado que deu origem a este capítulo (Cavalli, 2002), de acordo com os itens contidos no instrumento de coleta de dados, detalhados na descrição da metodologia, abaixo.

O National Institute for Occupational Safety and Health (NIOSH), instituto norte-americano que tem por responsabilidade estudar a saúde ocupacional e formas de prevenção de doenças associadas às condições de trabalho, elaborou um questionário que abrange diversos aspectos da teoria e prática dos programas de prevenção de perdas auditivas, dirigido a médicos do trabalho, engenheiros ou técnicos de segurança envolvidos nesses programas. O NIOSH propõe desde 1996 que esse material seja utilizado anualmente para a auditoria do programa preventivo e identificação dos seus pontos fracos, ou seja, aqueles que necessitam de alguma correção.

O NIOSH (1996) preconiza que, antes de um PPPA ser colocado em prática — ou para que haja uma modificação em um PPPA existente —, uma auditoria deve ser instalada para verificar os seguintes pontos: se as regras para o PPPA estão sendo especificadas e são de conhecimento de todos os que administram ou participam do programa; indicação do implementador do programa; estabelecimento do papel dos supervisores; promoção e discussão das avaliações de risco; criação de métodos para a avaliação dos resultados das medidas de risco; identificação das medidas críticas que serão tomadas, bem como sua freqüência; discussão sobre os tipos de EPIs auriculares a serem utilizados; avaliação dos controles administrativos e de engenharia a serem tomados; estabelecimento de prioridades; e determinação da freqüência, da metodologia e dos temas dos treinamentos. Outros autores, como Couto e Santino (1995), também indicam a revisão e reavaliação periódica do PPPA, de modo a corrigir possíveis falhas e evitar que erros se acumulem por causa do excesso de confiabilidade no programa.

Um bom PPPA, historicamente, consiste em sete elementos identificáveis: monitorização do prejuízo auditivo; controle administrativo; controle de engenharia; avaliação audiométrica; equipamentos para proteção auditiva; educação; motivação e armazenamento de dados. Um oitavo elemento — avaliação do programa — tem sido adicionado aos demais, reconhecendo-se a necessidade de avaliação das medidas tomadas no PPPA. Considerando que todos os elementos do programa são essenciais para prevenir a perda auditiva, somar um elemento que, especificamente, destina-se a um processo de avaliação do programa parece garantir sua eficiência. Para facilitar a execução de tal avaliação, o NIOSH (1996) elaborou e publicou um documento que resume os procedimentos envolvidos na implementação desses sete elementos, do qual faz parte o questionário utilizado na pesquisa aqui descrita.

O objetivo do trabalho que fez parte da dissertação de mestrado que deu origem a este capítulo foi examinar a prática de iniciativas direcionadas à prevenção de perdas auditivas, incluindo discussão da legislação trabalhista relacionada à prevenção de riscos e aplicação diária de seus preceitos.

Metodologia

Foram entrevistados profissionais da área de segurança e medicina do trabalho de indústrias de Curitiba e região metropolitana envolvidos na prevenção de perdas auditivas.

A amostra foi constituída por 34 funcionários de 30 indústrias de pequeno, médio e grande porte, com número de empregados variando de 60 a 1.718, com diferentes graus de risco (determinados pelo Ministério do Trabalho, Quadro I da NR-4) e nível máximo de ruído entre 81 e 124 dB(A), registrado nos PPRAs das empresas. Foram anotados o número de funcionários efetivos, o grau de risco e o nível de ruído porque esses fatores determinam as obrigações legais da empresa, ou seja, existe o risco pertinente ao PPPA, e os profissionais necessários e capacitados para a elaboração, implementação e manutenção de um PPPA fazem parte de seu quadro funcional.

Utilizou-se como roteiro de entrevista a versão em português, adaptada do questionário proposto pelo NIOSH (1996), para a avaliação de programas para prevenção de perdas auditivas (Cavalli, Morata e Marques, 2004). Originalmente, esse instrumento é constituído de 69 questões, porém, em virtude do método escolhido para registro e análise dos dados coletados, foi necessário que questões fossem subdivididas em mais de um item, e novas questões fossem adicionadas para os casos em que a resposta obtida não fosse nem "sim" nem "não", mas "outra". A opção "outra" encontra-se associada a uma resposta aberta, ou seja, as respostas não eram limitadas a algumas alternativas, mas livres. Nosso instrumento, então, é composto de 178 questões, divididas em oito temas que abrangem os seguintes aspectos da prática desses programas:

- treinamento e educação;
- envolvimento do supervisor;
- medição do ruído;
- controle de engenharia e administrativo;
- monitoração audiométrica e manutenção dos registros;
- encaminhamentos;
- equipamento de proteção individual (EPI);
- questões administrativas.

Pretendeu-se, ao analisar os dados obtidos, evidenciar se determinados pontos das medidas de prevenção de perdas auditivas estão satisfazendo às exigências legais vigentes e às recomendações científicas apresentadas no guia do NIOSH (1996), ou, em caso negativo, quais os obstáculos registrados nas práticas preventivas adotadas por essas empresas.

Dessa forma, tendo como finalidade evidenciar se as empresas participantes do estudo cumprem total, parcialmente ou não cumprem os quesitos que compõem a legislação trabalhista, dividimo-las em dois grupos: empresas que afirmaram possuir PPPA e empresas que afirmaram não possuí-lo. As questões também foram subdivididas em três grupos de temas: que *atendem* à legislação trabalhista brasileira, que a *excedem*, que *não se aplicam* a nenhum dos casos anteriores.

Utilizamos o teste de Fischer (Siegel, 1981) para determinar o nível de significância das diferenças entre as respostas dos dois grupos.

Resultados

Os resultados foram categorizados conforme os temas do questionário e analisados de acordo com as determinações da legislação trabalhista e recomendações científicas, em especial as propostas pelo NIOSH (1996) sobre programas de prevenção de perdas.

Em relação ao treinamento oferecido pela empresa, as respostas se mostraram positivas quanto à periodicidade do treinamento oferecido, às circunstâncias em que ele ocorre, aos conteúdos enfocados, ao envolvimento das chefias, à utilização de materiais complementares para apoio e divulgação do PPPA e, também, à abordagem individual dos casos mais críticos, como os portadores de PAIR ou com piora auditiva, e as pessoas com problemas relacionados ao uso de EPIs auriculares.

Não foi observada diferença significativa entre as respostas apresentadas pelas empresas com e sem PPPA no que se refere à legislação trabalhista, com exceção do item relativo à avaliação do sucesso dos programas de treinamento, no qual observamos diferença substancial (p = 0,004) entre as respostas dos dois grupos (as empresas com PPPA demonstraram dar mais importância a esse assunto).

O item envolvimento dos supervisores demonstrou que estes recebem orientações e treinamentos específicos para acompanhar o uso e a conservação do EPI auricular de seus subordinados, porém nem sempre recebem treinamento específico para solucionar problemas com trabalhadores que falham nos testes audiométricos ou resistem à utilização do EPI. As respostas também salientam que medidas disciplinares, para casos de empregados que resistem à utilização do EPI auricular, são adotadas pela maioria das empresas. Houve diferença significativa (p = 0,01) entre as respostas dos grupos nesse item, haja vista que as empresas com PPPA delegam ao supervisor mais funções de controle de uso e conservação dos EPIs, fornecendo-lhes maior suporte.

Observaram-se nas respostas indicações de que as medições do ruído ambiental têm sido realizadas, estando seus objetivos claramente especificados; de que as pessoas expostas a esse risco têm sido notificadas; de que os mapas de ruído são utilizados pelos profissionais apropriados, mas não quando se contempla a aquisição de novas máquinas ou quando ocorre alguma modificação no *layout* da empresa (apesar de seguida de nova medição). Foi observada diferença significativa nas respostas às questões sobre transmissão dos resultados das medições de ruído aos supervisores e outros indivíduos-chave (p = 0,01) e sobre o registro desses dados nos controles médicos dos empregados (p = 0,0092): a maioria das empresas sem PPPA não adota essa conduta. Também observamos uma diferença (p = 0,04) na questão sobre existência e utilização dos mapas de ruído: as empresas com PPPA demonstraram utilizar mais esse recurso.

As respostas acerca do controle de ruído por meio de medidas de engenharia (redução na fonte ou trajetória) e administrativas (rodízio de trabalhadores entre locais de trabalho com maior ou menor nível de ruído, utilização de equipamento ruidoso no turno de trabalho com o menor número de funcionários etc.) demonstraram que empregados e supervisores são consultados sobre várias alternativas a medidas de controle de ruído; que essas medidas, quando visam à coletividade, são realizadas utilizando-se recursos internos ou consultores externos; que empregados e supervisores recebem instruções sobre a operação e manutenção dos dispositivos para controle de ruído; e que áreas de refeição ou descanso silenciosas são disponibilizadas. Em relação ao enfoque do custo-benefício de várias opções para controlar a monitoração dos projetos criados para tal e ao repasse de informações sobre as medidas idealizadas, as respostas positivas, negativas e/ou outras encontram-se equiparadas. Os entrevistados negaram a existência de priorização das medidas coletivas de controle de ruído e da avaliação da possibilidade de uso de controles administrativos. Dentre as questões que atendem à legislação trabalhista, observamos diferença significativa entre os grupos apenas nas que abordam a priorização de medidas de engenharia como enclausuramento de máquinas (p = 0,0002) e a notificação aos empregados e supervisores sobre planos de medidas de controle de ruído (p = 0,02).

Dentre as questões cujo teor excede os quesitos da legislação trabalhista, observamos notável diferença entre as empresas que questionam a análise do custo-benefício de várias opções de medidas de engenharia ou administrativas de controle de ruído (p = 0,002) e a avaliação do potencial máximo para controles administrativos (p = 0,03): a maioria das empresas sem PPPA nem levanta esses dados.

Quanto ao monitoramento audiométrico e à manutenção dos registros, as respostas indicaram que o profissional que realiza a audiometria é habilitado: faz um exame minucioso e válido; instrui adequadamente o trabalhador; registra os resultados de forma apropriada e completa; documenta todas as ações tomadas; mantém registros indicando que a calibração do audiômetro segue os procedimentos adequados; e compara os audiogramas atuais com o audiograma inicial, para verificar a ocorrência de mudança significativa de limiar. Há consistência entre os resultados — os quais não têm identificado tendências de deteriorações auditivas em indivíduos e grupos de empregados. As respostas foram negativas quanto à existência de documentação referente ao nível de ruído de fundo da sala de audiometria; à comunicação dos resultados dos testes audiométricos para supervisores e gerentes, bem como para os empregados; e quanto à notificação por escrito, num prazo de 21 dias, aos empregados que apresentam mudança significativa de limiar, como exigido por lei e recomendado pelo guia do NIOSH (1996).

No tocante ao equipamento de proteção individual (EPI), as respostas se mostraram positivas quanto a oferta, variedade disponível, adaptação voltada ao conforto, treinamento, checagem, reposição, resolução de problemas e avaliação da eficácia dos EPIs auriculares. Mostraram-se, porém, negativas no sentido de revelar grande insatisfação quanto às infecções de ouvido decorrentes do uso do EPI auricular; à ocorrência de casos em que esse equipamento é contra-indicado, com reclamações de interferência na habilidade para realizar o trabalho, na comunicação ou sinais de advertência; e à orientação para que se use o EPI em atividades extra-ocupacionais ruidosas. Encontramos equivalência de respostas nas questões a respeito da avaliação do nível de atenuação dos protetores auriculares e da documentação sobre o resultado do treinamento que os trabalhadores receberam, enfocando o EPI.

Observou-se, no que se refere às questões administrativas, que as políticas do PPPA têm sido modificadas para refletir mudanças da legislação, que os indivíduos que implementam os elementos do programa estão conscientes dessa política, cumprindo-a, que sua *performance* é avaliada periodicamente, que o setor de compras não interfere negativamente nos pedidos solicitados pelo implementador, e que não há registro de acidentes decorrentes da impossibilidade de ouvir gritos ou sinais de alerta por causa do uso do EPI auricular. No entanto, as respostas foram negativas quanto à divulgação da política do programa.

Notamos diferença significativa (p = 0,01) entre os grupos apenas no que se refere à adequação da política do PPPA às mudanças na legislação trabalhista.

Pudemos verificar que as respostas dos dois grupos de empresas apresentaram poucas variações, e que mesmo as empresas que mencionaram possuir PPPA efetivo não cumprem totalmente as exigências legais, fato confirmado pela análise estatística individual de cada questão.

Discussão

Observou-se em todas as empresas estudadas que as medidas que abordam a prevenção de perdas auditivas estão, na realidade, insertas em outros programas de segurança, por isso não possuem um documento estruturado com determinação formal das etapas que compõem um programa, nem um implementador ou pessoa responsável pela coordenação dos procedimentos, além de não divulgarem adequadamente as ações praticadas às pessoas envolvidas. Isso compromete, inclusive, o cumprimento das exigências legais, porque, sem uma coordenação entre as ações e os setores envolvidos, não há garantia de que as medidas necessárias — caso estejam sendo adotadas — atinjam seus objetivos.

A utilização de um roteiro de entrevista facilita o reconhecimento dos pontos falhos das iniciativas tomadas, da mesma forma que viabiliza adotar medidas corretivas. Usado de forma periódica e conjunta com os resultados audiométricos, poderá fornecer informações importantes sobre o progresso das iniciativas tomadas.

Entretanto, ao utilizar o roteiro proposto pelo NIOSH (1996), observamos alguns problemas com o instrumento, que incluem:

- perguntas muito extensas, com mais de duas respostas a serem obtidas na mesma questão;
- questões pouco objetivas que não proporcionam a obtenção da resposta esperada;
- questões não formuladas de acordo com a legislação trabalhista brasileira, o que dificulta a classificação das respostas, como, por exemplo, aquelas que

excedem as exigências legais e não se aplicam a esses casos por relatarem situações específicas de cada empresa.

Para um melhor aproveitamento dessas entrevistas, é necessária a adequação dos itens supracitados.

Com base nos dados obtidos concluímos que, no que diz respeito ao cumprimento da legislação trabalhista referente a medidas de prevenção de perdas auditivas, não há diferença significativa de conduta entre as empresas que possuem o PPPA e as que não o possuem, não sendo cumprida integralmente por nenhum dos grupos a legislação vigente.

Referências bibliográficas

BRASIL. Norma Regulamentadora NR-15. *Atividades e operações insalubres*, 1978.

BRASIL. Portaria n. 25, de 29/12/1994. Norma Regulamentadora NR-9. *Programa de prevenção de riscos ambientais* (DOU 30/12/1994).

CAVALLI, R. *Avaliação das práticas para prevenção de perdas auditivas em indústrias de Curitiba e região metropolitana*. Dissertação de Mestrado em Distúrbios da Comunicação. Curitiba: Universidade Tuiuti do Paraná, 2002.

CAVALLI, R.; MORATA, T. C. e MARQUES, J. Auditoria dos programas de prevenção de perdas auditivas em Curitiba (PPPA). *Revista Brasileira de Otorrinolaringologia*, 70(3), pp. 368-77, 2004.

COUTO, H. de A. e SANTINO, E. *Guia prático: audiometrias ocupacionais*. Belo Horizonte: Ergo, 1995.

NATIONAL INSTITUTE FOR OCCUPATIONAL SAFETY AND HEALTH — NIOSH. *Preventing occupational hearing loss: a practical guide*. FRANKS, John; STEPHENSON, Mark R. e MERRY, Carol J. (eds.).

Junho 1996/revisado em outubro de 1996. U.S. Department of Health and Human Services — Public Health Service — Centers for Disease Control and Prevention.

_____. *Criteria for a recommended standard: occupational noise exposure.* Revised Criteria 1998. U.S. Department of Health and Human Services — Public Health Service — Centers for Disease Control and Prevention.

SIEGEL, S. *Estatística não-paramétrica: para as ciências do comportamento.* São Paulo: McGraw-Hill do Brasil, 1981, pp. 107-16.

8
Conhecimento e atitude de trabalhadores em relação à prevenção da perda auditiva

Elisangela Sartori

O estudo dos efeitos do ruído sobre a saúde auditiva dos trabalhadores é bastante antigo. Em 1713, Ramazzini já descrevera algumas das alterações no organismo causadas pela exposição freqüente ao ruído (Gomes e Colacioppo, 1989). Contudo, foi a partir da Segunda Guerra Mundial que o número de estudos sobre o ruído cresceu significativamente, por conta das constatações de surdez em soldados (Santos, 1996).

O ruído é um problema que acompanha o desenvolvimento crescente da tecnologia moderna e seus efeitos se fazem sentir tanto nos locais de trabalho quanto nas comunidades, devendo ser abordados como um problema que necessita de uma correta avaliação e da adoção de programas de controle com medidas eficazes.

Nos dias de hoje, não há razão técnica para que a perda auditiva seja o resultado do trabalho em ambiente ruidoso, tendo em vista que os Programas de Prevenção da Perda Auditiva são exigidos por lei. No Brasil, o Programa de Prevenção de Riscos Ambientais (PPRA) está previsto tanto na Norma Regulamentadora NR-9 (Programa de Prevenção de Riscos Ambientais — PPRA, DOU 30 dez./1994), quanto na Portaria n. 19 do Ministério do Trabalho (Portaria SSSTb n. 19, de 9 de abril de 1998 — Diretrizes e parâmetros mínimos para avaliação e acompanhamento da audição em trabalhadores expostos a níveis de pressão sonora elevados, DOU 22 abr./1998).

O Comitê Nacional de Ruído e Conservação Auditiva, órgão interdisciplinar constituído pela Associação Nacional de Medicina do Trabalho, bem como as Sociedades Brasileiras de Acústica, Fonoaudiologia, Otologia e de Otorrinolaringologia vêm sugerir as diretrizes básicas para a elaboração de um Programa de Conservação Auditiva:

1. Reconhecimento e avaliação de riscos para a audição.
2. Gerenciamento audiométrico.
3. Medidas de proteção coletiva (de engenharia, administrativas).
4. Medidas de proteção individual.
5. Educação e motivação.
6. Gerenciamento dos dados.
7. Avaliação do programa.

Existe uma enorme variedade de alternativas técnicas e/ou científicas que podem ser adotadas a fim de reduzir o ruído. Tecnicamente, a primeira medida de controle definitivo é o controle na fonte. Não sendo possível, a segunda é o controle na trajetória (o ruído sai da fonte e tem de ser obstruído de alguma maneira, para evitar que chegue até o trabalhador), e como terceira opção vem o protetor auricular. Este deve ser usado quando não existem soluções técnicas viáveis para o controle do ruído na fonte ou na trajetória. Nesse caso, o protetor auricular (EPI — Equipamento de Proteção Individual) é aceito como solução definitiva, comenta Giampaoli (2000).

Ferreira Junior (1998) descreve que o protetor auditivo é indicado e utilizado em todo o mundo como um meio complementar importante para a redução da exposição prolongada a níveis elevados de pressão sonora. Entretanto, não é segredo para ninguém a dificuldade que envolve a sua real utilização.

Por mais informado, aconselhado, pressionado ou fiscalizado que seja um trabalhador, as mais variadas razões podem levar ao não-uso do protetor. Isso deve ser visto, na verdade, como uma limitação do EPI no contexto geral do trabalho e não, necessariamente, como um problema inerente ao trabalhador.

Infelizmente, as conseqüências da exposição ao ruído ainda recebem pouca atenção por parte da maioria da população, inclusive da classe mais atingida pela problemática: os trabalhadores.

A dissertação de mestrado (Sartori, 2004) que originou este capítulo apresentou uma pesquisa que teve como objetivo avaliar o conhecimento e a atitude dos trabalhadores diante da exposição ao ruído existente em seu local de trabalho e o impacto na prevenção ou agravamento de perdas auditivas induzidas pelo ruído. Dessa forma, esperou-se identificar fatores que permitam a proposição de medidas eficazes para a prevenção de perdas auditivas.

Metodologia

A pesquisa foi realizada com 73 funcionários (24 do setor administrativo e 49 dos demais setores) de uma indústria de extração de óleo vegetal, situada em Joaçaba (SC). Dos 24 funcionários do setor administrativo, 8 eram do sexo feminino e 16 do sexo masculino, não estando atualmente em exposição a ruído laboral ou extralaboral. Em contrapartida, dos 49 funcionários dos demais setores, havia 48 homens e 1 mulher, expostos a um ruído cuja intensidade variou de 85 a 98 dBA, de acordo com o laudo ambiental feito pela própria empresa no ano 2000.

Para a realização da pesquisa foram aplicados dois questionários. O primeiro teve como objetivo coletar dados como: zumbido, relação com o programa de conservação auditiva existente e dados sobre prevenção. O segundo questionário, intitulado "Crenças e atitudes sobre proteção auditiva e perda auditiva", foi desenvolvido por contrato para o National Institute for Occupational Safety and Health, NIOSH (1996), dos Estados Unidos (Stephenson & Merry, 1999; contrato NIOSH n. 211-93-006), e traduzido para a língua portuguesa (Sartori, 2004), buscou obter informações dos trabalhadores quanto às suas crenças e a seu comportamento em relação à prevenção da perda auditiva. Esse questionário era constituído de 31 questões, subdivididas em oito áreas temáticas:

1. Percepção da suscetibilidade de adquirir uma perda auditiva.
2. Percepção da severidade das conseqüências da perda auditiva.

3. Percepção dos benefícios de uma ação preventiva.
4. Percepção dos obstáculos para uma ação preventiva: conforto.
5. Percepção dos obstáculos para uma ação preventiva: atenuação de sons importantes.
6. Intenções de comportamento (futuro, presente e comportamentos passados).
7. Normas sociais.
8. Auto-eficácia.

As respostas foram dadas em uma escala Likert de 1 a 5, variando de *concordo totalmente* (resposta número 1) a *discordo totalmente* (resposta número 5).

Os exames audiométricos foram realizados em audiômetro da marca Interacoustic, modelo AD 28, calibrado conforme norma vigente NR-7 e Portaria n. 19 (Brasil, 1999), sem repouso acústico, ou seja, durante a jornada de trabalho.

A audiometria foi composta de testagem da via aérea nas freqüências de 250 a 8.000 Hz e, quando alterada, de testagem por via óssea, sendo comparados imediatamente ao final da avaliação o exame seqüencial e o de referência. Havendo mudança de limiar auditivo (diferença de 15 dB(A) em uma ou mais das freqüências testadas), repetia-se o exame no mesmo instante, para confirmar a ocorrência de mudança de limiar auditivo. Permanecendo a mudança, o funcionário era submetido a novo teste audiométrico, em repouso acústico, no intuito de determinar mudança temporária ou permanente do limiar auditivo.

Resultados

Dos 73 funcionários participantes do estudo, 71% apresentaram exame audiométrico com limiares auditivos dentro dos padrões de normalidade, 21% tiveram exames sugestivos de perda auditiva induzida pelo ruído, e 8% apresentam outras alterações auditivas.

Dos 49 trabalhadores expostos a ruído, 29% apresentaram resultados audiométricos sugestivos de perdas auditivas induzidas pelo ruído. O grupo de trabalhadores que não está exposto a ruído mostrou a mesma porcentagem de audiogramas normais que o grupo exposto, ou seja, 71%. Nesse grupo, entre as audiometrias alteradas, somente 4% dos trabalhadores apresentaram alterações sugestivas de PAIR, enquanto 25% tiveram configurações indicativas de outras patologias.

No grupo de trabalhadores expostos a ruído, investigou-se a ocorrência de mudanças temporárias ou permanentes de limiar. A mudança temporária de limiar auditivo foi encontrada em 26% dos exames, ocorrendo nos trabalhadores com configuração prévia de PAIR e com idade igual ou superior a 50 anos, sendo que em todos os casos as mudanças aconteceram na orelha esquerda, conforme exposto na Tabela 1.

Os resultados apresentados a seguir configuram o conhecimento bem como o comportamento dos trabalhadores diante das intercorrências originadas pelo ruído:

- 96% dos funcionários concordam totalmente com a afirmação: "trabalhar perto de locais barulhentos pode prejudicar minha audição";

Tabela 1. Resultados dos exames audiométricos realizados com os funcionários que apresentaram mudança temporária de limiar auditivo (MTL); diferença de 15 dB ou mais entre os audiogramas realizados com e sem repouso acústico.

IDADE	CONDIÇÃO DO EXAME	ORELHA ESQUERDA EM dB NA NAS FREQÜÊNCIAS DE:							
		250 Hz	500 Hz	1 kHz	2 kHz	3 kHz	4 kHz	6 kHz	8 kHz
60	S/repouso	10	5	15	55	75	95	95	80
	C/repouso	15	10	15	40	70	90	90	80
50	S/repouso	15	20	20	20	50	55	45	50
	C/repouso	20	20	15	20	50	60	30	35
57	S/repouso	10	10	10	10	25	35	45	60
	C/repouso	10	5	5	20	20	30	30	50
56	S/repouso	10	10	10	5	25	35	20	20
	C/repouso	10	15	10	5	20	30	5	15
57	S/repouso	10	10	20	15	25	45	45	15
	C/repouso	15	10	15	10	20	40	30	5

* Os valores em destaque mostram as freqüências em que os funcionários apresentam MTL.

- 87% discordam de que, com o passar do tempo, os ouvidos se acostumam com o ruído e não são mais prejudicados;
- 76% dos funcionários discordam totalmente da afirmação: "eu não acho que preciso usar protetor auditivo o tempo todo em que eu estiver trabalhando perto de barulho alto";
- 89% dos funcionários concordam que a exposição diária aos níveis elevados de pressão sonora das máquinas prejudicará sua audição;
- 92% concordam totalmente que, se perderem a audição, ficará difícil compreender as pessoas falando;
- 96% dos trabalhadores concordam totalmente que a ocorrência de uma perda auditiva pode interferir na possibilidade de arranjar emprego;

- 98% concordam com a afirmação que escutar bem é importante para prevenir acidentes;
- 96% concordam totalmente que podem prevenir a perda auditiva se usarem protetor sempre que estiverem em ambiente ruidoso;
- 61% dos trabalhadores concordam com a afirmação de que trabalham melhor quando usam protetor auditivo;
- 67% discordam de que usar protetores auditivos é irritante;
- 47% deles discordam de que os protetores auditivos limitam a capacidade de conversar no trabalho. Entretanto, observou-se nesta afirmação uma variabilidade de respostas, o que indica que alguns funcionários têm dificuldade para entender as conversas quando estão utilizando protetores auriculares;
- 63% discordam de que o uso do protetor auricular impede que identifiquem problemas em suas máquinas;
- 87% acreditam que sabem como colocar e usar o protetor auricular;
- 63% deles discordam de que não sabem identificar o momento em que os protetores devem ser substituídos.

Foi calculado o escore total de cada área temática, pela soma dos resultados das perguntas da área. O escore dos indivíduos expostos, por área, foi comparado com o escore dos indivíduos não expostos. Quanto mais alto for o escore das respostas dadas nas áreas temáticas 1, 4, 5 e 6 e mais baixo estiver o escore nas áreas temáticas 2, 3, 7 e 8, mais corretas estarão as respostas. Os resultados encontram-se na Tabela 2.

Tabela 2. Escore do grupo não exposto em relação ao grupo exposto.

ÁREA TEMÁTICA	GRUPO NÃO EXPOSTO ESCORE MÉDIO	GRUPO EXPOSTO ESCORE MÉDIO	VALOR p
1. Percepção da suscetibilidade de adquirir uma perda auditiva	2,74	3,09	0,030229*
2. Percepção da severidade das conseqüências da perda auditiva	1,43	1,46	0,810126
3. Percepção dos benefícios de uma ação preventiva	1,82	1,63	0,269139
4. Percepção dos obstáculos para uma ação preventiva: conforto	3,16	3,25	0,509255
5. Percepção dos obstáculos para uma ação preventiva: atenuação de sons importantes	3,50	3,69	0,298940
6. Intenções de comportamento (futuro, presente e comportamentos passados)	3,45	3,92	0,066758
7. Normas sociais	1,89	1,71	0,262890
8. Auto-eficácia	2,67	2,27	0,007577*

* Diferença significativa entre os grupos.

Considerando o nível de significância de 5% ($\alpha = 0,05$) e a utilização do teste t de Student para a comparação entre as médias de dois grupos independentes, existe diferença significativa entre os dois grupos somente se $p < \alpha = 0,05$. Neste caso, verifica-se que **existe** diferença significativa entre os dois grupos nas áreas temáticas **1** e **8**.

Os dados mostrados a seguir comparam o grupo de funcionários expostos a ruído aos que apresentaram Mudança Temporária de Limiar Auditivo (MTL), sendo adotada para as áreas temáticas a mesma classificação de escore apresentada na Tabela 2.

Tabela 3. Escore do grupo exposto em relação aos funcionários que apresentaram mudança temporária de limiar auditivo.

ÁREA TEMÁTICA	GRUPO EXPOSTO ESCORE MÉDIO	INDIVÍDUOS COM MTL ESCORE MÉDIO	VALOR p
1. Percepção da suscetibilidade de adquirir uma perda auditiva	3,09	2,65	0,139395
2. Percepção da severidade das conseqüências da perda auditiva	1,46	1,69	0,261543
3. Percepção dos benefícios de uma ação preventiva	1,63	2,12	0,081452
4. Percepção dos obstáculos para uma ação preventiva: conforto	3,25	3,12	0,555505
5. Percepção dos obstáculos para uma ação preventiva: atenuação de sons importantes	3,69	3,44	0,419912
6. Intenções de comportamento (futuro, presente e comportamentos passados)	3,92	3,55	0,260852
7. Normas sociais	1,71	1,75	0,879601
8. Auto-eficácia	2,27	2,45	0,412413

Considerando-se o nível de significância de 5% (α = 0,05) e a utilização do teste t de Student para a comparação entre as médias de dois grupos independentes, existe diferença significativa entre os dois grupos somente se p < α = 0,05. Nesse caso, verifica-se que **não existe** diferença significativa entre os dois grupos nas oito áreas temáticas.

Discussão

O estudo procurou avaliar o conhecimento e o comportamento de trabalhadores acerca de sua exposição a ruído, bem como identificar, por meio de exames audiométricos sem repouso acústico, conforme recomenda o National Institute for Occupational Safety and Health (NIOSH, 1998), os casos de MTL, permitindo o reconhecimento e a intervenção preventiva.

Os resultados encontrados na Tabela 2 indicam que o grupo exposto a ruído se considera mais suscetível a adquirir uma perda auditiva (área temática 1). Esse grupo apresentou, ainda, comportamentos de prevenção (área temática 6), além de perceber melhor os benefícios de ações preventivas (área temática 3) e considerar menor o número de obstáculos para a implantação dessas ações (área temática 4).

Os trabalhadores expostos a ruído consideraram que os protetores auriculares não atenuam sons importantes (área temática 5), porém demonstraram maior conhecimento em relação a quando devem usar e quando devem substituir seus protetores auriculares (área temática 8).

Tanto os funcionários expostos quanto os não expostos concordaram que os colegas aceitam o uso do protetor (área temática 7), bem como perceberam igualmente a severidade das conseqüências da instalação de uma perda auditiva (área temática 2).

Analisando a Tabela 3, verifica-se que os trabalhadores nos quais ocorreu a MTL apresentam escore mais alto na primeira área temática, considerando-se mais suscetíveis a adquirir uma perda auditiva, o que é reforçado pelo fato de esses funcionários já apresentarem configuração audiométrica sugestiva de PAIR.

Na segunda área temática, observa-se que o grupo com limiares inalterados apresenta o menor escore, ou seja, acreditam na severidade de adquirir uma perda auditiva mais que o grupo que apresentou MTL.

O grupo com limiares auditivos inalterados acredita mais nos benefícios de uma ação preventiva (área temática 3) do que os que possuem uma perda auditiva e apresentaram MTL.

Verifica-se também que o grupo que apresentou MTL demonstra escore mais alto nas áreas temáticas 4, 5 e 6, ou seja, as pessoas desse grupo não mencionaram obstáculos quanto ao conforto de seus protetores auriculares, quanto ao fato de os protetores auriculares não atenuarem sons importantes, nem quanto ao uso ou momento de substituir seus protetores.

Nas áreas temáticas 7 e 8, o grupo dos funcionários com limiares inalterados obteve um escore menor, ou seja, nas normas sociais, afirmaram que a maioria de seus colegas de trabalho utiliza protetores auriculares quando expostos a ruído e acredita na auto-eficácia da prevenção.

A identificação de mudança temporária de limiar configurou-se como um importante indicador de que algo não estava correto, ou seja, o nível de ruído no ambiente de trabalho poderia estar sendo excessivo, ou o protetor auricular utilizado não estaria atenuando a quantidade de ruído esperada, demonstrando que somente o laudo ambiental não garante a integridade da saúde auditiva do trabalhador.

Por meio da identificação da MTL, pode-se tomar as medidas preventivas necessárias, a fim de impedir que uma mudança permanente do limiar auditivo se configure.

Por intermédio dos resultados obtidos com a pesquisa, pôde-se concluir que as medidas de prevenção, adotadas na empresa estudada, têm dado bons resultados. A metodologia usada no estudo, que foi o teste de audição dos funcionários durante a jornada de trabalho e o uso do questionário sobre crenças e atitudes relacionadas ao ruído e à prevenção de perdas auditivas, permitiu a avaliação do sucesso do programa e a identificação dos seus pontos fortes e fracos.

Svensson *et al.* (2004) comenta que o uso de procedimentos e instrumentos como os utilizados na pesquisa são recomendados a profissionais e pesquisadores que atuam nessa área, pois um programa de conservação auditiva efetivo pode fazer mais do que prevenir a perda da audição: ele pode aumentar o bem-estar dos trabalhadores e a qualidade da produção, bem como reduzir a incidência de doenças relacionadas ao estresse.

Para finalizar, sugere-se que os Programas de Prevenção de Perda Auditiva sejam revistos pela legislação brasileira e passem realmente a ser cobrados por parte dos profissionais que os desenvolvem. Nesse sentido, o papel do fonoaudiólogo inclui a realização dos exames audiométricos e o seu monitoramento, bem como a orientação e educação desses trabalhadores no que se refere à prevenção da audição.

Referências bibliográficas

BRASIL — ASSESSORIA EM SEGURANÇA DO TRABALHO LTDA. Portaria n. 19, de 9 de abril de 1998. Alterações do quadro II — Parâmetros de monitoração da exposição ocupacional a alguns riscos à saúde — NR-7 — Programa de controle médico de saúde ocupacional, publicado no DOU de 30 de dezembro de 1999. *Diário Oficial da República Federativa do Brasil.* Brasília: Ministério do Trabalho, 1999.

FERREIRA JUNIOR, M. *Perda auditiva induzida por ruído (PAIR): bom senso e consenso.* São Paulo: VK, 1998.

GIAMPAOLI, E. Persistência: especialista diz que profissionais têm como resolver problemas mais comuns da indústria. *Revista Proteção*, n. 101, p. 8, 2000.

GOMES, R. e COLACIOPPO, S. *Tópicos de saúde do trabalhador.* São Paulo: Hucitec, 1989.

NATIONAL INSTITUTE FOR OCCUPATIONAL SAFETY AND HEALTH — NIOSH. Preventing occupational hearing loss: a practical guide. FRANKS, John; STEPHENSON, Mark R. e MERRY, Carol J. (eds.). U.S. Department of Health and Human Services — Public Health Service — Centers for Disease Control and Prevention. Junho 1996/revisado em outubro de 1996.

_____. *Criteria for a recommended standard occupational exposure to noise.* Revised Criteria. U.S. Department of Health and Human Services — Public Health Service — Centers for Disease Control and Prevention, 1998.

SANTOS, U. P. (org.). *Ruído: riscos e prevenção.* 2. ed. São Paulo: Hucitec, 1996.

SARTORI, E. *Conhecimento e atitude de trabalhadores em relação à exposição a ruído no trabalho e à prevenção da perda auditiva.* Dissertação de Mestrado em Distúrbios da Comunicação. Curitiba: Universidade Tuiuti do Paraná, 2004.

STEPHENSON, M. R. e MERRY, C. J. *A comparison and contrast of workers' vs. health and safety professionals' attitudes and beliefs about preventing occupational hearing loss.* NIOSH poster presented at National Hearing Conservation Association. Conferência anual. Atlanta, 25-27 fev. 1999 (http://www.cdc.gov/niosh/noise/nhca99f.ppt).

SVENSSON, E. B. *et al.* Beliefs and attitudes among Swedish workers regarding the risk of hearing loss. *International Journal of Audiology*, v. 43, n. 10, pp. 585-93, nov./dez. 2004.

9
A percepção da fala em indivíduos expostos a níveis elevados de pressão sonora

Vani Aparecida Carraro

Diversos estudos na área da audiologia buscam medidas para prevenir a surdez. Estamos num meio onde o som se faz presente desde o nascimento, incluindo o ruído, um inimigo invisível que pode afetar a audição dos que a ele estiverem expostos continuamente. Segundo Gomes (1993), no Brasil, o ruído ocupa a terceira posição entre os agentes causadores de doenças ocupacionais.

A Perda Auditiva Induzida por Ruído (PAIR) pode gerar redução das habilidades auditivas e problemas de comunicação em condições acústicas não ideais. Os resultados da incapacidade auditiva são, essencialmente, redução da discriminação da fala quando na presença de ruído de fundo (como em festas, reuniões etc.), problemas na localização da fonte sonora, redução na capacidade de percepção da fala em situações específicas, como ao ver televisão, ouvir rádio, no cinema e no teatro, de sons ambientais diversos e sinais sonoros de alerta.

É comum a queixa de dificuldade em compreender a fala entre os trabalhadores expostos ao ruído que possuem a audiometria tonal limiar alterada. No entanto, a mesma queixa pode aparecer em sujeitos cujos resultados audiométricos ainda se encontram dentro dos padrões de normalidade.

A percepção da fala é a habilidade que o indivíduo tem para perceber e interpretar os modelos sonoros da fala, por meio do sentido da audição, conforme afirmam Russo e Santos (1993). A habilidade para entender a fala deve ser considerada o mais importante dentre os aspectos mensuráveis da função auditiva humana, bem como um pré-requisito para a nossa participação efetiva no complexo mundo sonoro.

A avaliação da audição para tons puros fornece informação limitada sobre a recepção da fala e a habilidade de comunicação. A relação entre limiares tonais e a habilidade de discriminação auditiva não é tão clara. Algumas hipóteses relativas à percepção da fala podem ser levantadas baseando-se nos resultados tonais, porém a relação entre as medidas de sensibilidade a tons puros e a compreensão da fala não fornece um meio preciso de predizer a habilidade de discriminação.

O conceito de redundância, aplicado à audição, apresenta duas características que contribuem para a habilidade de ouvir a fala: as redundâncias intrínsecas e extrínsecas. A facilidade que o indivíduo possui de perceber a fala deve-se, em parte, à redundância extrínseca do sinal da fala e à integridade da redundância intrínseca do sistema auditivo, como afirmaram Bocca e Calearo (1963), pioneiros no estudo da avaliação da percepção da fala.

O mapeamento do sistema nervoso auditivo central, que é composto por vias cruzadas, conexões hemisféricas e projeções em outras áreas corticais, compõe o que se entende por redundância intrínseca na avaliação da percepção da fala.

O sinal acústico faz parte do sistema lingüístico de comunicação — isto é, a fala também é redundante em vista de suas numerosas pistas, como vocabulário, entonação, contexto e outras, que ajudam o ouvinte a identificar os sinais da fala e, na avaliação da percepção da fala, recebem o nome de redundância extrínseca (Rintelmann e Lynn, 1993).

A redundância extrínseca refere-se às inúmeras pistas sobrepostas dentro da própria fala: acústicas (duração dos sons), sintáticas (estrutura gramatical), semânticas, morfológicas e lexicais, as quais nem sempre são necessárias. No entanto, quando a mensagem está sendo dita em local não ideal de escuta (presença de ruído e/ou reverbação), tendo em vista a integridade da redundância intrínseca, esse conjunto passa a ser de grande valia para a inteligibilidade da fala. Definem-se como redundância intrínseca as múltiplas vias e núcleos disponíveis no sistema nervoso auditivo periférico e central, os quais garantem o processamento da fala.

O objetivo do estudo (Carraro, 2000) que deu origem a este capítulo foi promover a avaliação da percepção da fala em indivíduos expostos a níveis elevados de pressão sonora, efetuada por meio da comparação dos porcentuais de acerto no teste de percepção da fala com monossílabos, com e sem a presença de mascaramento, e dos porcentuais de acerto no teste com monossílabos em relação aos resultados da audiometria tonal, idade e tempo de exposição.

Metodologia

População estudada

A amostra estudada foi constituída por 80 indivíduos do sexo masculino, na faixa etária de 18 a 45 anos, todos trabalhadores de indústrias localizadas na cidade de São José dos Pinhais (PR), expostos em seu ambiente de trabalho a elevados níveis de pressão sonora, iguais ou superiores a 85 dB(A), por um período de exposição igual ou superior a três anos.

Os 80 indivíduos avaliados foram divididos em quatro grupos:

- **Grupo I:** grupo controle — 20 indivíduos sem história de exposição a ruído, com limiares auditivos dentro da faixa de normalidade, ou seja, iguais ou inferiores a 25 dB(A) (bilateralmente).
- **Grupo II:** 20 indivíduos com história de exposição a ruído e com limiares auditivos encontrados dentro da faixa de normalidade.
- **Grupo III:** 21 indivíduos com história de exposição a ruído (atual e pregressa) e com entalhe audiométrico nas freqüências de 4 e/ou 6 kHz, sendo este dentro da normalidade — limiares inferiores a 25 dB(A) (bilateralmente).
- **Grupo IV:** 19 indivíduos com história de exposição a ruído (atual e pregressa) e entalhe patológico bilateral, ou seja, rebaixamento auditivo (acima de 25 dB(A)) nas freqüências de 3, 4, 6 e/ou 8 kHz, apresentando curva audiométrica sugestiva de perda auditiva induzida por ruído.

Realizou-se entrevista com o propósito de obter informações relativas a dados pessoais, profissionais, de saúde, antecedentes otológicos, bem como às principais queixas auditivas.

Avaliação auditiva

A audiometria tonal limiar foi precedida por inspeção visual do meato acústico externo, a fim de retirar da população do estudo indivíduos portadores de qualquer alteração que impedisse a realização do exame audiométrico em condições ideais.

O teste auditivo se deu por via aérea nas freqüências de 250 a 8.000 Hz, e por via óssea nas freqüências de 500 a 4.000 Hz, tendo sido realizado em cabine acústica e respeitando um repouso auditivo de no mínimo catorze horas.

O equipamento utilizado foi um audiômetro Madsen Electronics, modelo Midimate 622, calibrado segundo a norma, via aérea 389 e via óssea 7566, fone THD-39, ao qual foi acoplado um CD *player* da marca Aiwa.

Para a realização do teste de percepção da fala, foram utilizadas listas de palavras monossílabas elaboradas pelo curso de fonoaudiologia da Universidade de Odontologia de Bauru, propostas por Lacerda (1976), cada uma contendo 28 palavras. Estas foram escolhidas pela coloquialidade de seus elementos, por todos os fonemas que compõem a língua falada estarem representados, e por estarem disponíveis em CD, não havendo, dessa forma, interferência do examinador na aplicação do teste.

Durante a realização do teste, as três primeiras palavras de cada uma das listas foram consideradas treino para o indivíduo, iniciando-se o teste, de fato, a partir da quarta palavra, totalizando 25 palavras para análise do índice de acerto.

As listas foram apresentadas de forma monótica (fala e ruído apresentados simultaneamente na mesma orelha), na intensidade de 40 dBNS em relação à média dos limiares para tom puro nas freqüências de 500, 1.000 e 2.000 Hz, na seguinte ordem de apresentação:

- Lista A1: sem a presença do ruído.
- Lista A2: com relação sinal/ruído +5 dB.
- Lista B: com relação sinal/ruído 0 dB.
- Lista C: com relação sinal/ruído −10 dB.

As listas foram apresentadas primeiramente ao ouvido direito e, depois, ao ouvido esquerdo, assinalando-se os erros e a porcentagem de acerto de cada indivíduo. Cada monossílabo apresentado foi precedido da palavra introdutória **atenção**.

A análise estatística foi realizada por meio do teste de Wilcoxon. Para tanto, os dados devem ser pareados, como nas investigações em que os mesmos sujeitos são avaliados antes e depois de determinada intervenção, ou quando cada sujeito de uma amostra é associado (pareado) a um sujeito de outra amostra. A variável deve ser medida de maneira a possibilitar uma ordenação (*ranking*), pois o teste leva em conta essa ordenação. Inicialmente, é calculada a diferença entre as mensurações para cada par. Em seguida, essas diferenças são ordenadas, atribuindo-se a ordem 1 à maior diferença, independentemente do sinal, e assim por diante. Depois, somam-se as diferenças positivas em separado das negativas. Por fim, é calculada a estatística T de Wilcoxon. Dependendo do valor dessa estatística, verifica-se se os dados das duas distribuições diferem ou não.

Resultados

Os resultados da entrevista indicam que as queixas de dificuldade na comunicação aparecem em todos os grupos, sendo 10% no Grupo I, 10% no Grupo II, 8% no Grupo III e 15,8% no Grupo IV. No Grupo I, 15% dos trabalhadores afirmaram ouvir, mas não entender; a mesma afirmativa apareceu no Grupo II (25%) e no Grupo IV (53%). Essas observações confirmam a informação fornecida pelo audiograma, dado que foi usado na divisão dos sujeitos em grupos.

Gráfico 1. Porcentual médio de acertos por grupo para a orelha direita nas listas de palavras monossílabas.

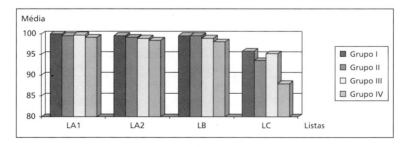

Gráfico 2. Porcentual médio de acertos por grupo para a orelha esquerda nas listas de palavras monossílabas.

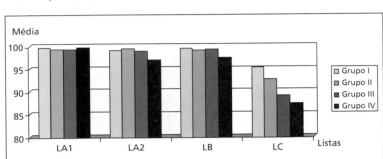

Nos Gráficos 1 e 2 podemos visualizar o porcentual médio de acertos no teste de percepção de fala para a orelha direita e a esquerda nos Grupos I, II, III e IV para as Listas A1 sem a presença do ruído, A2 com relação sinal ruído +5 dB, B com relação sinal ruído 0 dB e C com relação sinal ruído –10 dB.

Quadro 1. Diferença entre a resposta nas Listas A1 e A2, por orelha, para os grupos do estudo.

	Nº	P
GI — OD	20	0,109
— OE	20	0,593
GII — OD	20	0,310
— OE	20	—
GIII — OD	21	0,068
— OE	21	0,593
GIV — OD	19	0,008
— OE	19	0,028

$P < 0,05$ = diferença estatisticamente significativa.

No Quadro 1 temos o resultado da análise comparando a aplicação do teste de percepção de fala nas Listas A1 e A2 nos Grupos I, II, III e IV, podendo-se perceber diferença estatisticamente significativa para o Grupo IV entre os ouvidos direito e esquerdo.

Quadro 2. Diferença entre a resposta nas Listas A1 e B, por orelha, para os grupos do estudo.

	Nº	P
GI — OD	20	0,109
— OE	20	—
GII — OD	20	0,686
— OE	20	0,593
GIII — OD	21	0,361
— OE	21	0,593
GV — OD	19	0,116
— OE	19	0,008

$P < 0,05$ = diferença estatisticamente significativa.

O Quadro 2 apresenta o resultado da análise estatística comparando a aplicação do teste de percepção de fala nas Listas A1 e B nos Grupos I, II, III e IV, podendo-se perceber diferença estatisticamente significativa para o Grupo IV no ouvido esquerdo.

Quadro 3. Diferença entre a resposta nas Listas A1 e C, por orelha, para os grupos do estudo.

	Nº	P
GI — OD	20	0,0014
— OE	20	0,0001
GII — OD	20	0,0002
— OE	20	0,0004
GIII — OD	21	0,0002
— OE	21	0,0001
GIV — OD	19	0,0001
— OE	19	0,0002

$P < 0,05$ = diferença estatisticamente significativa.

Pode-se observar diferença estatisticamente significativa em todos os grupos, entre os ouvidos direito e esquerdo, no Quadro 3, que expõe o resultado da análise estatística comparando a aplicação do teste de percepção de fala nas Listas A1 e C.

Discussão

Analisando a aplicação do teste de percepção de fala, pôde-se constatar que a Lista A1, de comum aplicação em clínicas, não é sensível o suficiente para detectar alterações. À medida que se acrescenta ruído de fundo, esses porcentuais diminuem para todos os grupos, principalmente no grupo de indivíduos com entalhe patológico (perda auditiva neurossensorial nas freqüências de 3.000 e 4.000 Hz, com quedas em 6.000 e/ou 8.000 Hz), confirmando os achados dos estudos realizados por Pekkarinen *et al.* (1990).

É interessante observar que os indivíduos dos Grupos I, II e III possuíam limiares tonais aéreos dentro da normalidade e apresentaram *performance* diferente no teste de percepção de fala no ruído. Esse dado está de acordo com o estudo de Crandell (1991), que observou em indivíduos com configuração audiométrica semelhante resultados piores de compreensão de fala em presença de ruído. Quando usamos a relação sinal ruído −10 dB, a porcentagem de acerto diminui significativamente.

Esses dados são confirmados estatisticamente por meio do teste de Wilcoxon, que pode ser visualizado no Quadro 1. Comparando a apresentação das Listas A1 (sem ruído) e A2 (com presença de ruído = +5 dB), vê-se que os Grupos I, II e III não apresentaram diferença estatisticamente significativa; porém, o Grupo IV apresentou essa diferença nas orelhas direita e esquerda, estando de acordo com os estudos realizados por Olsen e Tillmann (1968). Esses autores observaram que, ao utilizar ruído nos testes de percepção de fala, os resultados são mais alterados em indivíduos com perda auditiva neurossensorial do que em indivíduos com audição normal.

Comparando as Listas A1 e B (com presença de ruído = 0 dB), vistas no Quadro 2, pode-se perceber diferença estatisticamente significativa para o Grupo IV, quando apresentada a lista à orelha esquerda. Quando comparamos as Listas A1 e C (presença de ruído = −10 dB), no Quadro 3, podemos observar que todos os grupos apresentam diferença estatisticamente significativa tanto para a orelha direita quanto para a esquerda. Esses achados concordam com os descritos por Kuzniarz (1968), Findlay (1976), Cohen e Keith (1976) e Chung e Mack (1979).

Com base nos resultados obtidos neste estudo, constatou-se que, com a aplicação do teste de percepção de fala com ruído mascarante −10 dB, houve pior desempenho para todos os grupos, ou seja, essa condição de testagem mostrou-se a mais sensível para a detecção de alterações auditivas.

A nossa legislação, por meio da Norma Regulamentadora NR-7 (Brasil, 1998), exige que se realizem testes de fala quando o indivíduo apresenta audiometria tonal limiar alterada, porém, na avaliação audiológica ocupacional habitualmente realizada, não constam testes de percepção de fala quando a audiometria tonal limiar está dentro da normalidade. Entretanto, esse é um dado importante no diagnóstico e avaliação da perda auditiva induzida pelo ruído, principalmente quando o teste realizado utiliza ruído mascarante associado à fala.

Há necessidade de novos estudos sobre a comunicação dos indivíduos expostos a níveis elevados de pressão sonora para determinar o procedimento ideal para o acompanhamento da audição desses indivíduos.

Referências bibliográficas

BRASIL. Norma Regulamentadora NR-7. Portaria n. 3.214, de 8 de junho de 1978. *Segurança e Medicina do Trabalho*, v. 16, p. 123-4, 1998.

BOCCA, E. e CALEARO, C. Central hearing processes. In: JERGER, J. *Modern developments in audiology*. Nova York: Academic Press, 1963, pp. 337-70.

CARRARO, V. A. *Percepção de fala em indivíduos expostos a níveis elevados de pressão sonora*. Dissertação de Mestrado em Distúrbios da Comunicação. Curitiba: Universidade Tuiuti do Paraná, 2000.

CHUNG, D. Y. e MACK, B. The effect of masking by noise on word discrimination scores in listeners with normal hearing and with noise-induced hearing loss. *Scand. Aud.*, 8, pp. 139-43, 1979.

COHEN, R. L. e KEITH, R. W. Use of lowpass noise in word recognition testing. *J. Speech Hear. Res.*, 19, pp. 48-54, 1976.

CRANDELL, C. C. Individual differences in speech recognition ability: implications for hearing and selection. *Ear. Hear. (Suppl. 12)*, 6, pp. 100-8, 1991.

FINDLAY, R. C. Auditory dysfunction accompanying noise induced hearing loss. *J. Speech Hear. Dis.*, 41, pp. 374-80, 1976.

GOMES, R. Inimigo invisível: indústria brasileira continua fabricando surdos, apesar dos avanços tecnológicos. *Revista Proteção*, 22(5), pp. 74-8, abr./maio 1989.

HIRSH, I. J. *The measurement of hearing*. Nova York: McGraw Hill, 1952.

KUZNIARZ, J. Masking of speech by continuous noise. *Pol. Med. J.*, v. 7, pp. 102-8, 1968.

LACERDA, A. P. *Audiologia clínica*. Rio de Janeiro: Guanabara Koogan, 1976, pp. 165-75.

OLSEN, W. O. e TILLMANN, T. W. Hearing aids and sensorioneural hearing loss. *Ann. Otol.*, 77, pp. 717-27, 1968.

PEKKARINEN, E.; SALMIVALLI, A. e SUONPCIA, J. Effect of noise on word discrimination by subjects with impaired hearing, compared with those with normal hearing. *Scand. Aud.*, 19, pp. 31-6, 1990.

RINTELMANN, W. F. e LYNN, G. E. Speech stimuli for assessment of central auditory disorders. In: KONKLE, D. F. e RINTELMANN, W. F. *Principle of speech audiometry*. Baltimore: University Park Press, 1983, pp. 231-83.

RUSSO, I. C. P. e SANTOS, T. M. M. *A prática da audiologia clínica*. São Paulo: Cortez, 1993.

SCHOCHAT, E. *Percepção de fala: presbiacusia e perda auditiva induzida pelo ruído*. Tese de Doutorado. Faculdade de Filosofia, Letras e Ciências Humanas. São Paulo: Universidade de São Paulo, 1994.

SIEGEL, R. A. *et al.* Two procedures for estimating internal noise. *J. Acoust. Soc. Am.*, 70(1), pp. 69-73, 1981.

10
Estudo das mudanças temporárias e permanentes de limiar auditivo

CARLA ANDRÉA MADEIRA FERRAZ

No mundo moderno, o ruído vem aumentando a cada dia. A exposição freqüente a ruído em intensidade elevada pode levar o indivíduo a diversos problemas de saúde, dentre eles a perda auditiva. Esta, segundo Seligman *et al.* (1999), é considerada a enfermidade profissional irreversível de maior prevalência em todo o mundo.

A legislação trabalhista brasileira, diante dessa realidade, estabeleceu diretrizes e parâmetros mínimos visando assegurar a integridade e a saúde auditiva do trabalhador. Nesse sentido, foram estabelecidos critérios para a avaliação e o acompanhamento da audição, por meio da realização de exames de referência e seqüenciais, bem como subsídios para a adoção de programas que visem à prevenção da perda auditiva induzida por níveis de pressão sonora elevados e à conservação auditiva dos trabalhadores (Juris Síntese Millenium, 1998).

Uma das formas utilizadas para proteger o trabalhador dos efeitos deletérios do ruído, quando as medidas de engenharia não são implementadas, é o uso de Equipamentos de Proteção Individual (EPI). Uma alternativa para o acompanhamento do uso e a constatação da eficácia dos protetores auriculares compreende a realização da audiometria tonal durante a jornada de trabalho, a fim de verificar a ocorrência de mudança temporária de limiar (NIOSH, 1998; Marchetto et al., 2000).

A Mudança Temporária de Limiar (MTL), segundo Melnick (1977, 1999), pode ocorrer após a exposição do indivíduo a um ruído intenso, mesmo que seja de curta duração. O limiar auditivo retorna ao normal depois de cessada a exposição, o que pode ocorrer em alguns minutos ou levar várias horas, dependendo das características de intensidade, duração da exposição e suscetibilidade individual.

As faixas de freqüência mais atingidas pela MTL geralmente são as altas (4.000 e 6.000 Hz) e, conforme a intensidade do ruído aumenta, a freqüência de máxima mudança de limiar ocorre de meia a uma oitava acima da região da freqüência de maior concentração de energia do ruído, segundo relatam as pesquisas de Melnick (1977, 1999), Lindgren e Axelsson (1983) e Wu (1998). Melnick (1999) ainda ressalta que, quando o ruído é de fraca intensidade, ele produz pequena alteração no limiar, e a maior parte dos efeitos se dá na faixa de freqüência do ruído ou som fatigante.

Um estudo realizado por Marchetto *et al.* (2000) com 12 trabalhadores de uma indústria metalúrgica, com audiometrias prévias normais, expostos a níveis de ruído que variaram de 74,3 a 95,1 dB(A), avaliou duas situações distintas: na primeira foram realizadas audiometrias nos períodos pré e pós-jornada de trabalho; na segunda foi desenvolvida uma orientação supervisionada do uso de protetor auricular, seguida de audiometrias pré e pós-jornada de trabalho. Na primeira etapa calculou-se a média aritmética observada nas orelhas direita e esquerda, nas freqüências de 500, 1.000, 2.000, 3.000, 4.000, 6.000 e 8.000 Hz na pré e pós-jornada. Adotou-se como critério para perda temporária a diferença igual a ou maior que 2,5 dB entre a média de ambas as orelhas, nas quais se observou MTL nas freqüências de 500, 1.000, 2.000, 3.000, 4.000, 6.000 e 8.000 Hz.

Na segunda etapa, após esses funcionários receberem orientação quanto ao uso do protetor auricular, obteve-se uma redução de 80% na MTL, verificando-se ausência de MTL em 500 e 6.000 Hz, e constatando-se a presença de MTL em 1.000, 2.000, 3.000 e 4.000 Hz.

Em outra pesquisa, Mariotto *et al.* (1995) estudaram a MTL em 37 trabalhadores expostos a níveis de ruído que variaram de 95 a 110 dB(A). A ocorrência de MTL foi estatisticamente significativa nas freqüências de 250, 500 e 1.000 Hz para os indivíduos com mais de dez anos de serviço.

Apesar de a mudança permanente de limiar poder estar relacionada a diversas mudanças temporárias de limiar, estas não servem para predizer e quantificar aquela, pois um indivíduo, depois de um longo prazo de exposição, com pequena MTL, poderá apresentar uma MPL considerável e vice-versa (Simpson, 2001; Morata, 2002). Entretanto, a MTL é um indicador de que determinado indivíduo está sendo exposto a níveis de ruído que para ele são excessivos, a ponto de causar um efeito temporário sobre a audição, pois a MTL "também nos revela a real atenuação proporcionada pelos protetores auriculares" (Marchetto *et al.*, 2000). Seguindo o mesmo raciocínio, o National Institute for Occupational Safety and Health (NIOSH, 1998) argumentou que cabe ao examinador identificar a causa da MTL e intervir, a fim de que essa perda não se torne permanente.

Controvérsias existem no que se refere a esse tema, mas todos os autores são unânimes em afirmar sua relevância, pois, se há indícios de ocorrência da MTL durante a jornada de trabalho em uma indústria em que o uso do protetor auricular está sendo exigido, pode-se concluir que ou o trabalhador não está fazendo uso do EPI, ou seu uso está incorreto — ou, ainda, que a atenuação oferecida é insuficiente. Diante disso, deve-se investigar o fator causal da MTL e as formas de corrigir a situação.

No Brasil, a Portaria n. 19, de 8 de agosto de 1998, regulamenta que as audiometrias sejam realizadas com no mínimo catorze horas de repouso acústico, tanto as admissionais quanto as seqüenciais. Muitas empresas de pequeno porte terceirizam os serviços de medicina ocupacional e não podem onerar ainda mais os custos para a realização de audiometrias sem o devido repouso, uma vez que estas não têm validade legal.

O presente capítulo é um relato do trabalho (Ferraz, 2003) conduzido no Programa de Estudos Pós-Graduados em Distúrbios da Comunicação da Universidade Tuiuti do Paraná, que teve como objetivo verificar a ocorrência de mudanças temporárias e permanentes de limiar em trabalhadores de uma indústria de couros de Joaçaba (SC), bem como avaliar a contribuição que a realização dos exames audiométricos seqüenciais durante a jornada de trabalho tem a oferecer a programas preventivos, conforme sugerido pelo NIOSH (1998).

Metodologia

O estudo foi realizado em uma indústria de couros na cidade de Joaçaba, em Santa Catarina. Essa empresa tinha, no ano em questão, aproximadamente 264 funcionários, e era dividida em vários setores, com diferentes agentes de risco, como, por exemplo, calor, umidade, ruído e produtos químicos. Os setores de produção da empresa trabalhavam 24 horas por dia, em três turnos fixos. As avaliações ambientais foram realizadas por uma empresa terceirizada, bem como os serviços médico e audiológico.

Caracterização da população

Foram selecionados 136 trabalhadores de todos os turnos, de ambos os sexos, desde que tivessem no mínimo um ano de trabalho na empresa. Os trabalhadores que apresentaram rolha de cerúmen foram encaminhados para a remoção e testados num segundo momento.

Com o intuito de facilitar a análise dos resultados, os setores foram agrupados de acordo com seus níveis de ruído:

- **Grupo A:** ruído entre 80 e 85 dB(A) e risco químico ausente, com exceção do setor laboratório, que apresentava anilina e poeira do couro, sendo pesquisados 21 homens e 9 mulheres.
- **Grupo B:** ruído entre 85 e 86 dB(A) e risco químico ausente, sendo selecionados como amostragem 35 homens e 9 mulheres.
- **Grupo C:** ruído entre 87 e 89 dB(A) e risco químico (hidrocarbonetos aromáticos, poeira do

couro e anilina), sendo selecionadas como amostragem 51 pessoas do sexo masculino e 3 do sexo feminino.
- **Grupo D:** ruído entre 93 e 95 dB(A) e risco químico (hidrocarbonetos, fumos de solda, com exceção do setor ribeira), sendo integrado por 8 participantes do sexo masculino.

Questionário

Todos os trabalhadores foram entrevistados pela autora por meio de um questionário em que foram levantados dados de identificação, de exposição ocupacional e não-ocupacional, histórico médico e queixas auditivas, num total de 25 questões.

Avaliação audiométrica

As avaliações audiométricas foram realizadas pela autora em cabine acústica, seguindo as normas ANSI S3.1 (1991). Foi utilizado audiômetro Interacoustics, modelo 259, calibrado conforme as normas da ANSI 3.6 (1996). Todos os trabalhadores foram submetidos a meatoscopia antes das avaliações.

Foram consideradas exames de referência as audiometrias dos trabalhadores realizadas no ano anterior, com repouso acústico de, no mínimo, catorze horas, obedecendo às mesmas condições que as descritas em termos de equipamento e ambiente.

Os funcionários passaram por mais uma avaliação audiométrica durante a jornada de trabalho depois de, no mínimo, quatro horas de exposição a riscos. Essa audiometria foi imediatamente comparada à de referência. Quando constatada uma diferença de 15 dB ou mais nas freqüências de 500, 1.000, 2.000, 3.000, 4.000 ou 6.000 Hz em qualquer uma das orelhas, comparativamente aos resultados da avaliação realizada com repouso acústico no ano anterior, os testes foram repetidos imediatamente, a fim de confirmar os limiares. Os trabalhadores nos quais a diferença de limiar se manteve foram submetidos a nova avaliação audiométrica, com repouso acústico, num prazo inferior a trinta dias, conforme sugerido pelo NIOSH (1998).

Resultados

Inicialmente, fez-se a comparação dos resultados da audiometria durante a jornada de trabalho com os da audiometria de referência realizada no ano anterior em repouso acústico — e com as demais condições de teste idênticas às atuais.

Dos 136 indivíduos testados, 57 (41,9%) não necessitaram de reteste, pois os resultados não diferiram dos da audiometria anterior. Dos 79 indivíduos cujas audiometrias apresentaram resultados diferentes, 45 (57%) deles, ao repetir o teste imediatamente após a reinstrução do procedimento e reposicionamento dos fones, tiveram seus resultados equiparados com os da audiometria do ano anterior, não sendo necessária a realização da audiometria em repouso acústico.

Os 34 (43%) indivíduos cujo reteste imediato confirmou uma mudança de limiar foram submetidos, num prazo máximo de trinta dias, a nova audiometria, dessa vez em repouso acústico. Desses, 22 (64,7%) apresentaram limiares equiparados aos do exame de referência, ou seja, foram identificados como casos de mudança temporária de limiar (MTL). Seis trabalhadores (17,6%) tiveram uma diferença de até 10 dB nas freqüências de 3.000 e 4.000 Hz, e 4 (11,76%) apresentaram uma diferença de limiar igual ou maior que 15 dB na freqüência de 6.000 Hz, ou seja, foram identificados como casos de mudança permanente e significativa de limiar, respectivamente. Dois indivíduos (5,9%) foram excluídos da reavaliação: um por apresentar otite, e outro por não ter comparecido ao reteste.

Perfil dos trabalhadores que apresentaram mudança de limiar

No Grupo A (ruído entre 80 e 85 dB(A) e sem risco químico, com exceção do setor laboratório), um total de 30 trabalhadores foi avaliado. Dentre eles, 3 (10%) apresentaram MTL e 2 (6,7%), MSL. Em dois casos a MPL ocorreu bilateralmente e, em um caso, unilateralmente. Nos casos de MTL, as freqüências afetadas foram de 500 e 6.000 Hz.

Nos setores do Grupo A, os trabalhadores não utilizavam o protetor auricular, apesar de estarem próximos a outros setores mais ruidosos.

No Grupo B (ruído de 85 e 86 dB(A) e risco químico ausente), de 44 trabalhadores testados, 10 (22,7%) apresentaram MTL. Neles, a MTL foi predominantemente unilateral (nove ocorrências), e somente em um caso ocorreu bilateralmente, conforme a tabela a seguir:

Tabela 1. Número de audiogramas que apresentaram mudança temporária de limiar por freqüência afetada (ruído 85-86 dB) (Grupo B).

ORELHA	500 Hz	1.000 Hz	2.000 Hz	3.000 Hz	4.000 Hz	6.000 Hz
Direita	1	0	1	1	2*	1
Esquerda	2	3	0	0	1*	2
TOTAL	3	3	1	1	3	3

* Um indivíduo apresentou diferença de 10 dB em relação à audiometria de referência.

No Grupo C (ruído de 87 a 89 dB(A) e risco químico) foram testados 54 trabalhadores, ocorrendo MTL em 13 (24,1%) deles. Desses, 8 (61,5%) apresentaram MTL unilateral e 5 (38,5%), bilateral. Verificou-se que no setor rebaixamento predominou MTL bilateral (duas ocorrências), enquanto nos demais setores (acabamento, caldeira e ribeira), unilateral. Nesse grupo só não ocorreu MTL na freqüência de 1.000 Hz, porém houve quatro ocorrências de MPL nas freqüências de 3.000, 4.000 e 6.000 Hz, justamente onde ocorre a piora de limiares auditivos na PAIR.

Tabela 2. Número de audiogramas que apresentaram mudança temporária de limiar por freqüência afetada (ruído 87-89 dB e risco químico) (Grupo C).

ORELHA	500 Hz	1.000 Hz	2.000 Hz	3.000 Hz	4.000 Hz	6.000 Hz
Direita	3	0	0	1*	2	3*
Esquerda	0	0	1	0	3**	4
TOTAL	3	0	1	1	5	7

* Um indivíduo com diferença de 10 dB em relação à audiometria em repouso acústico.
** Dois indivíduos com diferença de 10 dB em relação à audiometria em repouso acústico.

No Grupo D (ruído de 93 a 95 dB(A) e risco químico), de 8 trabalhadores testados, 2 (25%) apresentaram MTL: um unilateral e outro bilateral. Neste grupo, as freqüências acometidas pela MTL foram de 500, 1.000, 2.000 e 6.000 Hz, e não foram observadas mudanças permanentes de limiar, talvez pelo tamanho reduzido deste grupo de estudo. Como esperado, o grupo livre de exposição a ruído ou produtos químicos foi o que apresentou a mais alta porcentagem de audiogramas idênticos ao do ano anterior. Entretanto, alguns casos de mudança de limiar foram observados neste grupo.

O grupo exposto aos níveis de ruído mais elevados foi o que apresentou a maior porcentagem de casos de MTL e MSL. Mudanças significativas permanentes de limiar só foram observadas nos grupos de indivíduos expostos a ruído na faixa de 85 a 89 dBA.

Discussão

O estudo (Ferraz, 2003) foi realizado com o objetivo de verificar a viabilidade dos critérios da proposta do NIOSH (1998) referente à conduta para a realização de audiometrias periódicas, que diverge da legislação brasileira. Nossa legislação trabalhista recomenda que todas as audiometrias, inclusive as seqüenciais, sejam feitas em repouso acústico de, no mínimo, catorze horas, enquanto o NIOSH sugere que as audiometrias seqüenciais sejam realizadas durante a jornada de trabalho.

Essa proposta para uma mudança na legislação norte-americana teve como objetivo prevenir a instalação da PAIR, ou seja, uma proposta de prevenção primária, na qual é evitada a instalação da doença, pois, por meio da detecção da MTL, consegue-se tomar medidas para evitar que o ruído afete a audição do trabalhador de forma definitiva. A legislação atual não permite que esse tipo de prevenção seja realizado, pois, quando for constatada a alteração, esta já será permanente, podendo-se intervir somente para que não haja o agravamento da doença.

A pesquisa (Ferraz, 2003) nos permitiu avaliar vários aspectos importantes dessa proposta:

- A conduta proposta é de fácil aplicação.
- O tempo de teste não ultrapassou dez minutos com cada trabalhador.
- Quando se detecta uma mudança temporária de limiar auditivo, consegue-se intervir de imediato, expondo o ocorrido ao trabalhador e orientando-o sobre como evitar prejuízos à audição.
- Ela possibilitou a avaliação do uso e da adequação de protetores auditivos para aquele determinado indivíduo.

Dos 79 (58%) trabalhadores retestados imediatamente, uma vez que seu limiar diferiu do registrado no ano anterior, 45 (33%) tiveram as suas audiometrias equiparadas às de referência. Essa observação confirma o relato do NIOSH (1998), de que a maior parte dos limiares, quando é feito o reteste imediato, volta aos níveis observados no ano anterior, não necessitando agendar um grande número de trabalhadores para um reteste em repouso. O Grupo A, exposto a níveis de ruído de 80 a 85 dB(A), não recebia protetores auriculares, pois não se considerou que estivessem sob risco.

Entretanto, foram observados cinco casos de mudança de limiar, sendo dois deles significativos. Embora a legislação preconize o uso do protetor auricular em ambiente com ruído a partir de 85 dB(A), as pesquisas realizadas por Melnick (1999) apontam que a MTL ocorre em trabalhadores expostos a ruído superior a 75 dB(A), e Stephenson (1980) observou MTL após exposições entre 75 e 80 dB(A).

A ocorrência de MTL sugere que esse trabalhador estará sujeito a apresentar MPL, conforme relatado por Santos e Morata (1994) e Simpson (2001). Os achados deste estudo indicaram que esses trabalhadores deveriam ter sua exposição reexaminada e receber protetor auricular, bem como ser orientados sobre outras medidas para a prevenção de perdas auditivas.

Muitas vezes, somente basear-se em medições acústicas para a prevenção de perdas auditivas pode ser insuficiente, pois existe o fator suscetibilidade individual, conforme relata Ward (1995), e outros fatores que possam estar interagindo com o ruído aparentemente inofensivo (Morata, Dunn e Sieber, 1997; Souza, 1994; Berglund e Lindval, 1995). Por essa razão, o NIOSH (1996) recomenda que mesmo os trabalhadores expostos a ruído inferior a 85 dB(A) tenham sua audição avaliada periodicamente, permitindo a identificação dos mais sensíveis e também servindo para o acompanhamento e avaliação do sucesso das medidas preventivas tomadas com os grupos expostos a ruído acima de 85 dB(A).

No Grupo B, observou-se que todas as freqüências testadas foram acometidas pela MTL (Tabela 1), o que está de acordo com os resultados dos estudos de Mariotto *et al.* (1995) e Marchetto *et al.* (2000). A MPL, por sua vez, ocorreu na freqüência de 4.000 Hz, em geral uma das mais acometidas pela PAIR (Comitê Nacional de Ruído e Conservação Auditiva, 1994, 2001).

Apesar de todos os trabalhadores citarem no questionário o uso do protetor auricular durante a jornada de trabalho, constatou-se que nem todos utilizam-no realmente, conforme informação recebida pelo técnico de segurança da empresa.

O tamanho da amostra pode não ter permitido analisar os fatores de risco responsáveis pelas conclusões desse estudo, o que não era o objetivo. Entretanto, pode-se identificar indivíduos e setores que necessitam de uma intervenção do ponto de vista preventivo, para que a exposição ao ruído, dos trabalhadores que apresentaram MTL, seja examinada e controlada. É possível, também, o acompanhamento de cada caso, para que as perdas auditivas não se agravem. Diante disso, acredita-se que a MTL deva ser estudada e pesquisada exaustivamente, pois sua contribuição para a prevenção da PAIR é inquestionável.

Na prática, as empresas relatam muitas dificuldades no que se refere ao agendamento dos trabalhadores para a realização de audiometrias em repouso acústico. Muitos trabalham em turnos, algumas vezes fixos, o que dificulta ainda mais os agendamentos, pois, se os trabalhadores comparecerem à empresa antes de seu horário de trabalho, gera-se hora extra, e se as audiometrias forem iniciadas antes que se exponham ao ruído, a produção atrasa. Essa estratégia de testar trabalhadores em repouso acústico limita a quantidade de trabalhadores que podem ser atendidos por dia.

Mediante os resultados obtidos pela pesquisa (Ferraz, 2003), pôde-se observar a contribuição que a proposta do NIOSH (1998) oferece aos programas preventivos, uma vez que se consegue intervir antes da instalação da perda auditiva. A prática de realização das audiometrias periódicas em repouso acústico, exigida tanto pela legislação norte-americana quanto pela brasileira, não permite a identificação de casos de mudança temporária de limiar, pois a identificação ocorre no momento em que a alteração já é considerada permanente.

Além disso, logo após o teste, com a proposta do NIOSH (1998), tem-se a oportunidade de mostrar ao trabalhador a importância do uso correto do protetor auricular, informando-lhe o que está ocorrendo em sua audição nos casos de MTL. Em contrapartida, a continuidade da prevenção estará assegurada pelo próprio trabalhador, nos casos em que nenhuma mudança em seu limiar auditivo for observada.

Essa proposta do NIOSH (1998) foi feita na publicação da série *Criteria document*, sobre ruído. Essa série tem o papel de apresentar recomendações para mudança em legislações específicas a determinados riscos ocupacionais. No momento, a OSHA, instituição norte-americana com poder legislativo, estuda as recomendações feitas pelo NIOSH, não tendo ainda definido se deve ou não mudar a legislação vigente atualmente nos Estados Unidos.

Os achados deste estudo reforçam essa recomendação e sugerem que a legislação brasileira referente à prevenção de perdas auditivas relacionadas ao trabalho deveria também ser reexaminada, para que seu objetivo de prevenção seja efetivamente alcançado.

Referências bibliográficas

ANSI — AMERICAN NATIONAL STANDARD. *Maximum permissible ambient noise levels for audiometric test rooms*. Nova York:

American National Standards Institute, Inc., ANSI S3.1-1991, ASA 99-1991.

_____. *Specification for audiometers*. Nova York: American National Standards Institute, Inc., ANSI S3.6-1996.

BRASIL. Portaria n. 19, de 9 de abril de 1998. Estabelece as diretrizes e parâmetros mínimos para avaliação e acompanhamento da audição em trabalhadores expostos a níveis de pressão sonora elevados. *Diário Oficial da República Federativa do Brasil*. Brasília: Ministério do Trabalho, 1998.

BERGLUND, B. e LINDVAL, T. *Community noise*. Estocolmo: World Health Organization, 1995, pp. 2-45.

COMITÊ NACIONAL DE RUÍDO E CONSERVAÇÃO AUDITIVA. Recomendações mínimas para a elaboração de um PCA. Boletim n. 6. In: NUDELMANN, A. A. et al. *PAIR: perda auditiva induzida pelo ruído*. Vol. 2. Rio de Janeiro: Revinter, 2001, pp. 225-34.

_____. Perda auditiva induzida pelo ruído relacionada ao trabalho. *Pró-fono*, v. 6, n. 2, p. 31, set. 1994.

FERRAZ, C. A. M. *Estudo das mudanças temporária e permanente de limiar auditivo na indústria de produtos de couro*. Dissertação de Mestrado em Distúrbios da Comunicação. Curitiba: Universidade Tuiuti do Paraná, 2003.

JURIS SÍNTESE MILLENIUM. *Diretrizes e parâmetros mínimos para avaliação e acompanhamento da audição em trabalhadores expostos a níveis de pressão sonora elevados*, n. 25, 1998, pp. 1-25 (CD-ROM).

LINDGREN, F. e AXELSSON, A. Temporary threshold shift after exposure to predicted and unpredicted noise. *Scand. Audiol.*, 12(4), pp. 241-4, 1983.

MARCHETTO, M. R. et al. Perda temporária. *Revista Proteção*, n. 100, 2000.

MARIOTTO, S. B.; OLIVEIRA, T. M. T. e ALBERNAZ, P. L. M. Perda auditiva induzida pelo ruído: um enfoque sobre a mudança temporária no limiar. *ACTA AWHO*, n. 1, 1995.

MELNICK, W. Asymptotic threshold shift in people with sensorioneural hearing loss. *Trans. Am. Acad. Ophtamol. Otolaryngol.*, mar./abr. 1977, 84(2), pp. 459-64.

_____. Saúde auditiva do trabalhador. In: KATZ, J. *Tratado de audiologia clínica.* 4. ed. São Paulo: Manole, 1999, Cap. 35.

MORATA, T. C. Interaction between noise and asphyxiants: a concern for toxicology and occupational health. *Toxicol. Sci.*, 66, pp. 1-3, 2002.

MORATA, T. C.; DUNN, D. E. e SIEBER, W. K. Perda auditiva e a exposição ocupacional a agentes ototóxicos. In: NUDELMANN, A. A. et al. PAIR: *perda auditiva induzida pelo ruído.* Porto Alegre: Bagagem Comunicação, 1997, Cap. 10.

NIOSH — National Institute for Occupational Safety and Health. FRANK, J. R.; STEPHENSON, M. R. e MERRY, C. J. *Preventing occupational hearing loss: a practical guide.* DHHS (NIOSH) n°s 96-110, 1996.

_____. *Criteria for a recommended standard occupational exposure to noise.* Revised Criteria. Cincinnati: USDHHS, PHS, CDC, NIOSH, n°s 98-126, 1998.

SANTOS, U. P. e MORATA, T. C. Efeitos do ruído na audição. In: SANTOS, U. P. *Ruído: riscos e prevenção.* São Paulo: Hucitec, 1994, pp. 43-53.

SELIGMAN, J.; NUDELMANN, A. A.; IBAÑEZ, R. e COSTA, E. A. Perda auditiva induzida pelo ruído. In: LAVINSKY, L. e OLIVEIRA, J. A. A. de. *Programa de educação continuada em otologia.* SOB/SB: Rio de Janeiro, 1999, pp. 1-7.

SIMPSON, T. H. Programas de prevenção da perda auditiva ocupacional. In: MUSIEK, F. E. e RINTELMANN, W. F. *Perspectivas atuais em avaliação auditiva.* São Paulo: Manole, 2001, Cap. 16.

SOUZA, F. P. e ALVARES, P. A. S. *A poluição sonora urbana no trabalho e na saúde,* 1992. Disponível em http://www.icb.ufmg. br/lpf/11-02.html. Acessado em 7 de novembro de 2001.

SOUZA, M. T. *Efeitos auditivos provocados pela interação entre ruído e solventes: uma abordagem preventiva em audiologia voltada à saúde do trabalhador.* Dissertação de Mestrado em Distúrbios da Comunicação. São Paulo: Pontifícia Universidade Católica, 1994.

STEPHENSON, M. R.; NIXON, C. W. e JOHNSON, D. L. Identification of the minimum noise level capable of producing an asymptotic temporary threshold shift. *Aviat. Space Environ. Med.*, abr. 1980, 51(4), pp. 391-6.

WARD, W. D. Endogenous factors related to susceptibility to damage from noise. *Occup. Med.*, jul./ago. 1995, 10(3), pp. 561-75.

WU Y, D. C. Effect of fighter cockpit noise on pilot hearing. *Space Med. Eng.*, fev. 1998, 11(1), pp. 52-5.

11
Práticas para a prevenção de perdas auditivas: comparação entre aspectos legislativos e científicos

Cediane Borges Lehmkuhl

No Brasil, a legislação que regulamenta questões relacionadas à saúde e segurança nos ambientes de trabalho é centrada na Portaria n. 3.214/78 do Ministério do Trabalho (Brasil, 1978). Publicada em abril de 1978, essa Portaria criou as Normas Regulamentadoras (NR), que tratam de diversos temas de saúde e segurança do trabalho. Ao longo do tempo, tornou-se necessário que várias das Normas Regulamentadoras sofressem modificações significativas, visando refletir uma nova realidade política e científica de ver o meio ambiente.

Em 9 de abril de 1998 foi publicada a Portaria n. 19 do Ministério do Trabalho (Brasil, 1998), que define Perda Auditiva Induzida por Ruído (PAIR) como uma "alteração dos limiares auditivos, do tipo sensorioneural, decorrente da exposição ocupacional sistemática a níveis de pressão sonora elevados". Essa Portaria descreve as medidas a serem tomadas por empresas cujas condições de trabalho incluam ruídos excessivos. Tais exigências são:

- medições de nível de pressão sonora (de acordo com a NR-15, da Portaria n. 3.214 do Ministério do Trabalho) (Brasil, 1978);
- monitoramento audiométrico dos expostos (Brasil, 1998);
- manutenção de registros e sua disponibilização aos trabalhadores;
- controle da exposição por intermédio de medidas de engenharia ou administrativas, ou do uso de equipamento de proteção individual;
- fornecimento de um programa de treinamento.

De acordo com a recomendação da NR-9, pelo menos uma vez ao ano deve ser efetuada uma análise global dos Programas de Prevenção de Risco Ambiental (PPRA), a fim de avaliar o desenvolvimento, executar ajustes necessários e estabelecer novas metas e prioridades.

O National Institute for Occupational Safety and Health (NIOSH), instituto norte-americano que tem por responsabilidade estudar saúde ocupacional e formas de prevenção de doenças associadas às condições de trabalho, publicou, em 1996, a revisão de um guia prático, escrito em 1990, com a finalidade de promover o sucesso de um programa para prevenção de perdas auditivas. Nessa revisão foi estabelecida uma mudança do foco até então adotado: o conceito de conservação auditiva deu lugar ao de prevenção da perda auditiva, que significa um esforço mais direcionado para evitar qualquer dano à audição. O guia atual do NIOSH dá ênfase às medidas preventivas, privilegiando, inclusive, alternativas para a avaliação da efetividade do programa.

O guia do NIOSH (1996) sugere abordagens práticas para cada etapa de um programa de prevenção da perda auditiva, recomendando, inicialmente, que seja identificado um responsável, que é chamado de "implementador do programa". Este deve ter como função gerenciar o programa de prevenção da perda auditiva, além de ser um dos responsáveis pelo seu sucesso.

O NIOSH (1996) ressalta que os membros mais importantes da equipe são os empregados, pois constituem a base do Programa de Prevenção da Perda Auditiva (PPPA), sendo peças-chave não só nas decisões políticas a serem adotadas, mas também para o efetivo funcionamento do programa. Os empregados, quando conscientes de sua posição e do papel a ser desempenhado dentro da equipe, trabalham mais arduamente para que todos os aspectos do programa sejam implementados.

Faz-se necessário atentar para o fato de que, nesse processo, o nível de comprometimento demonstrado pela gerência é diretamente proporcional à efetividade do programa de prevenção de perdas auditivas. Para cada etapa são sugeridas responsabilidades específicas para a gerência da companhia, tanto para o *implementador* quanto para os trabalhadores envolvidos no programa. Isso dá clareza ao processo, pois define funções e permite a cada integrante saber o que é esperado de si e o que esperar dos demais.

O objetivo deste capítulo é analisar as práticas de prevenção de perdas auditivas de uma indústria cervejeira, comparando-as com as exigências da legislação trabalhista brasileira e as recomendações do NIOSH, apresentadas no seu documento de 1996, *Preventing occupational hearing loss: a practical guide* (Franks, Stephenson e Merry). Originalmente, este foi o trabalho apresentado para a obtenção do título de mestre (Lehmkuhl, 2001).

O guia do NIOSH foi elaborado com base em pesquisas e recomendações internacionais realizadas sobre PAIR, buscando sintetizar o conhecimento científico corrente e servir de instrumento para os profissionais envolvidos na prevenção de perdas auditivas ligadas ao trabalho, maximizando suas chances de sucesso.

Metodologia

Entre 1995 e 1998, na pesquisa apresentada na dissertação de mestrado, realizou-se a análise do monitoramento audiométrico dos trabalhadores de uma indústria cervejeira, a fim de avaliar as iniciativas preventivas adotadas pela empresa.

Os dois grupos foram selecionados dentre os 213 trabalhadores efetivos da empresa com tempo de serviço de três anos. Um grupo foi montado, de forma aleatória probabilística, com 32 trabalhadores do setor de produção, composto por 90 indivíduos expostos a ruído acima de 85 dB(A). Destes, 3% eram do sexo feminino e 97% do sexo masculino. O segundo grupo era composto por 28 trabalhadores selecionados de setores com ruídos abaixo de 85 dB(A): de um total de 47 trabalhadores, 57% eram do sexo feminino e 43% do sexo masculino. Os vários aspectos do programa para prevenção de perdas auditivas também foram objeto de análise em comparação com a Portaria n. 19, de 9 de abril de 1998, e o *Preventing occupational hearing loss: a practical guide* (Franks, Stephenson e Merry, 1996).

As informações existentes na empresa referentes à exposição a ruído foram obtidas por meio de visita e entrevista com o técnico de segurança do trabalho. A empresa possui um arquivo físico onde são mantidos todos os exames médicos do trabalhador. Quando o exame apresenta alguma alteração, ele é analisado pelo médico do trabalho, que faz os encaminhamentos necessários, dentre eles exames complementares e/ou avaliação de outras especialidades, não sendo, entretanto, utilizada pela empresa estratégia específica para avaliação do programa de prevenção como sugere o guia do NIOSH (1996).

Foram objeto de avaliação os dados audiométricos de ambos os grupos durante o período de 1995 a 1998. Os trabalhadores foram submetidos a anamnese, meatoscopia e audiometria tonal limiar (via área e via óssea, quando necessário). Os testes foram realizados numa clínica de fonoaudiologia, em cabine acústica, com um audiômetro do modelo Maico 41, calibrado conforme as normas vigentes (NR-7 e Portaria n. 19). Os trabalhadores que, por oito horas diárias, atuavam expostos a ruído acima de 85 dB(A) fizeram repouso auditivo por catorze horas antes dos testes audiométricos.

Foram determinados os audiogramas médios dos dois grupos estudados e realizados os cálculos da porcentagem dos casos de Mudança Significativa de Limiar (MSL), de acordo com os critérios do NIOSH (1998). Esses critérios definem que ocorre mudança significativa de limiar quando o resultado da comparação do audiograma admissional com os seqüenciais de cada trabalhador indica uma mudança de limiar igual a ou maior que 15 dB(A), em pelo menos uma das freqüências na faixa de 500 a 6.000 Hz.

Resultados

A medição de ruído na empresa é levada a efeito por um técnico de segurança do trabalho, que a realiza no local, com as máquinas em funcionamento, por meio de medidor de nível de pressão sonora. Na entrevista ficou evidente que as medidas de engenharia para o controle de exposição ao ruído não foram extensivas, limitando-se a instalar um dispositivo de redução de ruído em um maquinário — e à construção de uma cabine para o engenheiro que monitora um equipamento com ruído acima de 85 dB(A). A empresa adota como controle administrativo de exposição a ruído a troca de turno do trabalhador, ou seja, ele trabalha doze horas e folga 24, ficando exposto no máximo oito horas diárias, fato que atende às recomendações da Portaria n. 19.

Os resultados audiométricos são examinados pelo médico do trabalho. Quando tais resultados apresentam alteração, eles são encaminhados para avaliação do médico otorrinolaringologista, enquanto os demais exames são arquivados. Os resultados dos grupos não são examinados em sua totalidade, nem comparados com resultados dos anos anteriores.

Nos Quadros 1 e 2 estão descritos os resultados da comparação da audiometria admissional (predominantemente de 1995) com cada um dos períodos dos demais exames, nos quais são apresentados os testes que indicaram mudança significativa do limiar. A comparação do audiograma admissional de cada trabalhador com os exames periódicos permite a avaliação do desencadeamento de perda auditiva induzida pelo ruído.

Quadro 1. Registros de mudanças significativas de limiar observadas entre os exames audiométricos periódicos e os admissionais dos trabalhadores expostos a níveis de ruído abaixo de 85 dB(A) no período estudado.

PERÍODO	FREQÜÊNCIAS EM Hz						TOTAL	Nº	%
	500	1.000	2.000	3.000	4.000	6.000			
1996	1	0	0	1	0	2	4	25	16
1997	0	0	0	0	0	1	1	28	4
1998	1	0	0	0	1	3	5	25	20
1995 a 1998	2	0	0	1	1	6	10	26*	38

* Foi utilizada a média no período.

Quadro 2. Registros de mudanças significativas de limiar observadas entre os exames audiométricos periódicos e os admissionais dos trabalhadores expostos a níveis de ruído acima de 85 dB(A) no período estudado.

PERÍODO	FREQÜÊNCIAS EM Hz						TOTAL	Nº	%
	500	1.000	2.000	3.000	4.000	6.000			
1996	0	0	0	0	2	0	2	25	8
1997	0	1	0	0	3	4	8	30	27
1998*	1	1	0	0	2	2	5	31	18
1995 a 1998	1	2	0	0	7	6	15	29	52

* Um único exame de audiometria de um mesmo trabalhador apresentou alteração em duas freqüências (500 e 1.000 Hz).

A empresa estudada oferecia aos trabalhadores três modelos de protetores: dois do tipo plugue (silicone e espuma) e um do tipo concha/fone. Os trabalhadores não receberam treinamento para utilizar os protetores de maneira adequada ou para conhecer seus benefícios, como recomenda o guia NIOSH (1996). A troca do protetor somente acontecia quando o trabalhador comunicava ao técnico essa necessidade ou eventual desconforto. Caso o técnico percebesse que o trabalhador não estava usando o protetor, ele o advertia.

O programa existente não dá conta das questões relativas à conscientização, pois só acontece uma vez ao ano, durante a Semana Interna de Prevenção a Acidentes de Trabalho (Sipat), não existindo, por exemplo, no interior da empresa, sinalização no que se refere a ruído, ou à necessidade de uso dos protetores auditivos.

As observações e análises comparativas realizadas entre as medidas adotadas pela empresa estudada, as exigências legais brasileiras e as recomendações do guia do NIOSH (1996) são apresentadas no Quadro 3, de forma sumária.

Discussão

A medição de ruído realizada pela empresa, feita por um técnico de segurança do trabalho, encontra-se parcialmente de acordo com a Portaria n. 19, mas poderia obter maior eficiência caso fosse realizado o cálculo de dose de exposição diária, de acordo com o que exige a Portaria e o que sugere o guia do NIOSH (1996), que também recomenda que os resultados das medições de área ou da dosimetria de

Quadro 3. Comparativo do cumprimento das etapas do programa para prevenção de perdas auditivas desenvolvido pela empresa estudada, com as exigências da Portaria n. 19, do guia do NIOSH (1996), e do potencial de melhoria em cada etapa.

ETAPA DO PROGRAMA PREVENTIVO ADOTADO PELA EMPRESA	PORTARIA N. 19 (1998)	NIOSH (1996)	POTENCIAL PARA MELHORIA
Monitoração dos riscos auditivos	≤	0	2
Controles administrativos e de engenharia	≤	0	3
Avaliação audiométrica	>	≤	1
Equipamento de proteção individual	≤	≤	2
Educação e motivação	Y	≤	2
Manutenção de registros	≤	0	3
Avaliação do programa	≤	0	3
Auditoria do programa	≤	0	3

Legenda:
0: empresa não cumpre exigência legal ou recomendações;
≤: empresa atende parte das exigências legais ou recomendações;
Y: empresa atende as exigências legais ou recomendações;
>: empresa vai além das exigências legais ou recomendações;
1: poucas melhorias necessárias;
2: várias melhorias necessárias;
3: implementação total das recomendações.

exposição a ruído sejam colocados em cada registro de prevenção de perda auditiva, para que o profissional que revisa as audiometrias tenha acesso fácil a essa informação e possa tomar decisões rapidamente.

Além disso, o guia recomenda que os resultados da medição de ruído sejam divulgados entre os trabalhadores, pois acredita que, bem informados, eles se envolverão mais nas atividades preventivas, assim como que o valor de conversão para o cálculo de limite da exposição máxima diária seja de 3 dB(A), ou seja, que a cada acréscimo de 3 dB no nível de ruído medido seja reduzido pela metade o tempo de exposição máxima. Essa posição mais conservadora que o valor usado no Brasil, de 5 dB(A), repercute na inclusão de um número maior de trabalhadores no programa de prevenção de perdas auditivas.

Em relação ao controle da exposição a ruído, o potencial para melhoria deste item compreende a realização de estudos sobre alternativas para o seu controle, quando as medições periódicas indicam a presença de ruído excessivo. O guia NIOSH (1996) sugere que os trabalhadores também deveriam ser encorajados a oferecer a seus supervisores ou ao responsável pelo programa de prevenção de perdas auditivas idéias de como reduzir o ruído do equipamento com que trabalham.

Quanto ao monitoramento audiométrico, foi possível observar que a empresa realiza audiometrias de acordo com a legislação brasileira e com a maior parte das recomendações do guia NIOSH (1996). As diferenças referentes ao monitoramento audiométrico entre as recomendações do guia e a prática da empresa estudada incluem:

- O fonoaudiólogo que realiza os exames não está envolvido nas demais etapas preventivas.
- As audiometrias são realizadas em repouso acústico, como a lei brasileira exige. O NIOSH recomenda que a audiometria seja feita durante a jornada de trabalho, para que casos de Mudança Temporária de Limiar (MTL) sejam identificados, a fim de receber maior atenção quanto a medidas para a prevenção de PAIR (avaliação do tipo de protetor utilizado e de seu uso, entre outras).

- O intervalo praticado entre a realização de cada exame é menor que o necessário, tornando essa etapa dispendiosa. A empresa faz um número excessivo de exames nos empregados, realizando mais de um exame no período de um ano. Conseqüentemente, deixa de investir em fatores mais importantes, como gerenciamento dos resultados audiométricos e prevenção, controle da emissão do ruído na fonte ou por meio de um programa mais cuidadoso de proteção individual.

No que concerne à quantidade e à periodicidade dos exames, o ideal é que indivíduos expostos a níveis de ruído acima de 85 dB(A) realizem testes com mais freqüência que aqueles expostos a ruído abaixo de 85 dB(A), o que não se observa na empresa, talvez porque não exista um profissional responsável pelo monitoramento audiométrico do empregado.

Nos dois grupos estudados foram registradas Mudanças Significativas do Limiar (MSL) em pelo menos uma das freqüências (500 a 6.000 Hz) a cada ano de teste, em comparação com o audiograma admissional. O porcentual da MSL foi maior nos trabalhadores expostos a ruído acima de 85 dB(A) (55%) do que nos expostos a ruído abaixo desse número (38%). Tal resultado leva a crer que as medidas preventivas adotadas pela empresa não estão sendo efetivas.

É provável que a diferença na manifestação da MSL entre os grupos estudados seja indicativa das variações nas condições de trabalho, ou seja, exposição a ruído elevado. O NIOSH avalia que a ocorrência de até 5% de mudança significativa de limiar por ano, em comparação com o audiograma admissional, seja esperada, por uma série de outros fatores que podem causar mudanças audiométricas. Em ambos os grupos a porcentagem observada foi quase sempre superior a 5%.

Essa observação sugere a necessidade de que cada caso de MSL seja revisto, para que se identifiquem os fatores causais e busquem soluções para reverter essa tendência, pois, se as medidas tomadas pela empresa estivessem obtendo sucesso, não seria registrada mudança de limiar com tal freqüência.

A observação de porcentagens de MSL maiores que 5% entre os trabalhadores expostos a níveis de ruído abaixo de 85 dB(A) sugere a possibilidade de que sua exposição seja mais elevada que a indicada pela empresa, uma vez que não são realizados cálculos de dose diária para os trabalhadores desses setores.

Outro aspecto que não pode ser desconsiderado refere-se aos *hobbies* desses trabalhadores, pois estes podem participar de atividades não-ocupacionais ruidosas. Caso isso ocorra, o guia NIOSH (1996) sugere que sejam orientados a evitar tais locais, ou que se habituem a usar protetores auditivos durante essas exposições.

A empresa estudada oferece aos trabalhadores a possibilidade de escolher entre três modelos de protetores auditivos. Esse fato é algo extremamente positivo, pois em muitas empresas a determinação da escolha dos protetores se dá basicamente pelo custo, não pela qualidade, e não se leva em conta a questão do conforto, que é uma das principais causas da utilização inadequada de protetores auditivos, uma vez que não é oferecida ao trabalhador mais de uma alternativa.

Como melhoria dessa etapa de um programa preventivo, o guia NIOSH (1996) sugere que as empresas tornem disponíveis protetores auditivos a todo o quadro de funcionários, desde os gerentes até os visitantes, quando expostos a ruído.

Na empresa em análise, educação e motivação sobre ações preventivas só acontecem uma vez ao ano, em forma de palestras. O guia NIOSH (1996) sugere que atividades preventivas sejam desenvolvidas de forma continuada durante todo o ano, pois tal estratégia surte maiores efeitos. O guia sugere, ainda, que o sistema de compensação e punição seja desenvolvido de forma democrática e plurilateral pelo coordenador do programa, por representantes da empresa e pelos trabalhadores. Dessa maneira, os trabalhadores serão encorajados a assumir responsabilidades sobre a sua saúde no ambiente de trabalho.

A manutenção de registros praticada na empresa é realizada basicamente pelo arquivamento manual dos resultados dos testes, porém não é eficaz o seu gerenciamento, uma vez que esse serviço se dá unicamente para as audiometrias que apresentam alterações, sem nenhuma comparação com as demais. As cópias dos resultados das medições e dos testes são arquivadas, e os profissionais que têm acesso a esses dados são técnico de segurança do trabalho, médico e enfermeiros do trabalho. Para que as informações sobre as diferentes etapas de um programa sejam bem aproveitadas, o guia NIOSH (1996) orienta que uma pessoa seja designada como responsável pela manutenção dos registros e que estes sejam computadorizados, permitindo, dessa forma, a análise de seus dados.

Provavelmente, esse é o ponto mais fraco das medidas adotadas pela empresa estudada. Levando-se em conta todas essas questões, a empresa não teria sucesso com seu programa, pois não são tomadas medidas para o acompanhamento e a avaliação das atividades que atualmente são desenvolvidas.

Caso existisse uma atenção maior ao Programa de Prevenção de Riscos Ambientais (PPRA), com uma pessoa responsável pelo programa e por sua avaliação, como recomendado pelo guia NIOSH (1996), a empresa certamente obteria melhores resultados com base no investimento realizado. O mero cumprimento das exigências legais não garante que o resultado desejado, a prevenção de perdas auditivas, seja alcançado.

Existem vários pontos em comum entre as exigências da Portaria n. 19 e as recomendações do NIOSH, porém, pelo diferente caráter desses documentos, o guia do NIOSH é mais prático e completo, oferecendo inúmeras opções detalhadas de como executar um programa de prevenção da perda auditiva propriamente dito.

As exigências da Portaria n. 19 estão detalhadas em várias Normas Regulamentadoras (NR-7, NR-9, NR-15 etc.), o que dificulta a consulta dos interessados em elaborar um bom programa de prevenção. A Portaria estabelece o que necessita ser feito, mas não oferece à empresa sugestões de como conseguir bons resultados no seguimento dessas exigências.

Não é papel da legislação oferecer sugestões; entretanto, entidades de pesquisa e educação na área de saúde preventiva e ocupacional têm tal responsabilidade. Assim, julgamos necessária a publicação, em português, de um guia sistematizando as exigências legais para a prevenção de perdas auditivas, bem como as estratégias para seu sucesso, guia esse que pode vir a ser de grande valia, tanto para os profissionais da área quanto para os trabalhadores. O guia NIOSH (1996), examinado neste estudo, parece oferecer sugestões suficientes para uma grande melhoria nas atividades dirigidas à prevenção de perdas auditivas ligadas ao trabalho, e pode servir de exemplo na preparação de um documento similar em língua portuguesa.

Referências bibliográficas

BRASIL. Portaria do INSS com respeito à perda auditiva por ruído ocupacional. *Diário Oficial da República Federativa do Brasil*, n. 131, 11 de julho de 1997, seção 3, pp. 14244-9. Edital n. 3, de 9 de julho de 1997. Arquivos da Fundação de Otorrinolaringologia. São Paulo, v. 1, n. 3, pp. 86-94, 1997.

_____. Portaria n. 19, de 9 de abril de 1998. Estabelece as diretrizes e parâmetros mínimos para avaliação e acompanhamento da audição em trabalhadores expostos a níveis de pressão sonora elevados. *Diário Oficial da República Federativa do Brasil*. Brasília: Ministério do Trabalho, 22 de abril de 1998.

_____. Programa de prevenção e riscos ambientais NR-9. Portaria n. 25, de 29 de dezembro de 1994. *Diário Oficial da República Federativa do Brasil*. Brasília: Ministério do Trabalho, 30 de dezembro de 1994.

_____. Segurança e medicina do trabalho. Portaria n. 3.214, de 8 de junho de 1978 (NR-15). *Diário Oficial da República Federativa do Brasil*. Brasília: Ministério do Trabalho, 1978.

LEHMKUHL, C. *Prevenção de perdas auditivas no trabalho em uma indústria de Lages: comparação com a Portaria n. 19 (1998) e com as recomendações do guia prático NIOSH (1996)*. Dissertação de Mestrado em Distúrbios da Comunicação. Curitiba: Universidade Tuiuti do Paraná, 2001.

NIOSH — NATIONAL INSTITUTE FOR OCCUPATIONAL SAFETY AND HEALTH. *Criteria for a recommended standard: occupational exposure to noise*. Revised Criteria. Cincinnati: USDHHS, PHS, CDC, NIOSH, n°s 98-126, 1998.

NIOSH — NATIONAL INSTITUTE FOR OCCUPATIONAL SAFETY AND HEALTH. FRANKS, J. R.; STEPHENSON, M. R. e MERRY, C. J. (eds.). *Preventing occupational hearing loss: a practical guide.* USDHHS, PHS, CDC, NIOSH, n°s 96-110, 1996.

12
Alternativas para análise longitudinal de resultados audiométricos

NEYZA MARA CASAS PINTO

Por muitos anos as mulheres representaram uma pequena parcela da força de trabalho em indústrias. Essa consideração, porém, vem se modificando com o passar dos anos, estando hoje um grande número de mulheres expostas ao ruído em suas atividades laborativas. Entretanto, ainda são escassas as publicações sobre a audição e os agentes nocivos à saúde de trabalhadoras, tornando-se evidente a necessidade de desenvolver estudos direcionados a essa população.

Há controvérsias sobre a diferença de suscetibilidade entre os sexos, masculino e feminino, em relação à ocorrência de danos auditivos, quando expostos a ruído. Alguns autores, como Pearson, Morrel, Gordon-Salant *et al.* (1995) relatam que a manifestação de perda auditiva é mais precoce em homens que em mulheres, ocorrendo aproximadamente entre os 20 e os 30 anos em homens, e entre os 40 e os 50 anos em mulheres.

Corso (1963) mencionou que o declínio na sensibilidade auditiva começa entre os 26 e os 32 anos no homem e aos 37 anos nas mulheres. A sensibilidade auditiva é mais nítida nas altas freqüências e maior em homens do que em mulheres — também em Moller (1981) e em Gates (1990).

Ward (1995) afirma que por meio século considerou-se que as mulheres tinham melhores limiares audiométricos médios do que os homens, iniciando essa diferenciação a partir da primeira fase da idade adulta. Contudo, a mais recente evidência é de que isso pode ocorrer porque as mulheres são menos expostas a ruído, e não em função de elas serem menos suscetíveis.

Welleschik e Korpert (1980) afirmaram que a proporção de casos de PAIR que progride em relação aos anos de exposição é a mesma em trabalhadores homens e mulheres.

Uma decisão importante no planejamento de um estudo de campo sobre a audição de um grupo populacional é a determinação de como analisar os dados audiométricos obtidos. Existem, tanto no Brasil quanto no exterior, inúmeros critérios que classificam os dados audiométricos de populações expostas a ruído no ambiente de trabalho. Abordaremos a seguir alguns dos critérios utilizados para a classificação audiométrica.

Critérios de análise dos audiogramas e classificações de PAIR

Critério do INSS

A Previdência Social (Decreto n. 2.171 da Previdência Social, publicado em 6 de março de 1997) calcula a média aritmética dos valores em dB nas freqüências de 500, 1.000, 2.000 e 3.000 Hz das duas orelhas estabelecendo a seguinte situação:

- audição normal: até 25 dB;
- redução em grau mínimo: de 26 a 40 dB;
- redução em grau médio: de 41 a 70 dB;
- redução em grau máximo: de 71 a 90 dB;
- perda da audição: mais de 90 dB.

Convém ressaltar que esse critério é utilizado exclusivamente para fins indenizatórios, não servindo, portanto, para o diagnóstico precoce — nem para a classificação de perda auditiva.

Norma do Ministério do Trabalho

O critério de análise do Ministério do Trabalho (Portaria n. 19, de 9 de abril de 1998, publicada em 22 de abril de 1998) utiliza as duas médias das freqüências de 500, 1.000, 2.000 Hz e 3.000, 4.000, 6.000 Hz, classificando os audiogramas em limites aceitáveis, sugestivos de perda auditiva induzida por níveis de pressão sonora elevados, não sugestivos de perda auditiva induzida por níveis de pressão sonora elevados, sugestivos de desencadeamento da perda auditiva induzida por ruído, sugestivos de agravamento da perda auditiva induzida por níveis de pressão sonora elevados.

Fiorini (1994)

Classifica os audiogramas em três grupos:

- **Grupo 1** (audiogramas sugestivos de audição normal): limiares auditivos iguais ou inferiores a 25 dB(A), bilateralmente.
- **Grupo 2** (audiogramas sugestivos de perda auditiva induzida por ruído): limiares auditivos maiores que 25 dB(A) nas freqüências de 6.000 e/ou 4.000 e/ou 3.000 Hz, de acordo com a caracterização de Axelsson (1979).
- **Grupo 3** (audiogramas com outras classificações): limiares maiores que 25 dB(A), cuja configuração audiométrica apresenta-se incompatível com as estabelecidas nos Grupos 1 e 2.

A partir dessa primeira classificação, ocorrem subdivisões para cada grupo, de acordo com as especificidades dos traçados audiométricos, com a finalidade de acompanhar a evolução do quadro auditivo.

Grupo normal

- **Normal bilateral:** limiares auditivos iguais ou inferiores a 25 dBNA bilateralmente.
- **Normal com entalhe unilateral:** presença de entalhe audiométrico em apenas uma orelha (rebaixamento dentro da normalidade, nas freqüências de 3.000, 4.000 ou 6.000 Hz, considerando a diferença de 10 dB da freqüência anterior para a posterior).
- **Normal com entalhe bilateral:** limiares auditivos iguais ou inferiores a 25 dBNA bilateralmente, considerando o entalhe audiométrico em ambas as orelhas.

Grupo PAIR

- **PAIR bilateral:** traçado audiométrico sugestivo de perda auditiva induzida por ruído em ambas as orelhas.
- **PAIR unilateral:** traçado audiométrico sugestivo de PAIR em uma orelha e limiares auditivos normais na outra.
- **PAIR unilateral com entalhe na orelha oposta:** traçado audiométrico sugestivo de PAIR em uma orelha e limiares auditivos normais com entalhe audiométrico na outra orelha.

Grupo outros

Refere-se a traçados audiométricos que não indiquem perdas nas altas freqüências, ou sugestivos de perda auditiva descendente (maior rebaixamento em 8.000 Hz) bilateralmente ou com uma das orelhas dentro dos padrões da normalidade.

Em sua análise referente à mudança significativa do limiar auditivo, Fiorini (1994) considera uma diferença maior ou igual a 10 dB em 3.000 e/ou 4.000 e/ou 6.000 e/ou 8.000 Hz.

A pesquisa (Pinto, 2000) que deu origem a este capítulo teve como objetivo realizar um estudo longitudinal dos audiogramas anuais de 85 trabalhadoras, bem como analisar a evolução do quadro audiológico dessas mulheres (de acordo com Fiorini, 1994), as mudanças significativas do limiar em intervalos anuais e trienais (1996 a 1999) e a descendência da normalidade na freqüência de 8.000 Hz.

Metodologia

A população do estudo foi composta de 85 trabalhadoras de uma indústria têxtil da região Oeste do Paraná, com faixa etária que variou de 24 a 51 anos, com tempo de exposição a ruído ocupacional de no mínimo três e no máximo de 22 anos, por oito horas diárias.

O nível de ruído medido para os setores foi de: 93,3 dB(A) no autoconer; 93,5 dB(A) no de maçaroqueira; 94,2 dB(A) no filatório e 72 dB(A) no laboratório.

Foram consideradas as admissões ocorridas ao longo do estudo, desde que preenchessem o tempo de exposição a ruído de no mínimo três anos, totalizando 214 audiometrias.

Todas as trabalhadoras se submeteram a anamnese, meatoscopia e audiometria tonal por via aérea nas freqüências de 250 a 8.000 Hz, e por via óssea nas freqüências de 500 Hz a 4 kHz, quando os limiares de via aérea estivessem iguais ou piores que 25 dB(A). Os audiômetros utilizados foram AD17 e AD27, da marca Interacoustics, e MA 41 da Maico, calibrados de acordo com a ISO 8253-1 (1989), com o fone TDH39 e com repouso auditivo mínimo de catorze horas.

Os resultados audiométricos foram classificados de acordo com os critérios adotados por Fiorini (1994), os quais já abordamos anteriormente.

Para análise da Mudança Significativa do Limiar (MSL) foram utilizados os critérios da OSHA (1983) e o clínico. O critério sugerido pela OSHA (1983) considera MSL uma diferença igual ou superior a 10 dB para a média dos resultados nas freqüências de 2, 3 e 4 kHz. O critério clínico utiliza uma variação de Hètu (1990) e considera MSL uma diferença igual ou maior que 10 dB em 3 e/ou 4 e/ou 6 e/ou 8 kHz em freqüência isolada. A análise da MSL considerou as orelhas separadamente, obedecendo aos seguintes intervalos: 1996 a 1997; 1997 a 1998; 1998 a 1999; 1996 a 1999.

Resultados

Os gráficos a seguir ilustram os limiares audiométricos médios nas orelhas direita e esquerda, nas faixas de freqüência de 3 a 8 kHz do grupo de trabalhadoras estudadas, no período de 1996 a 1999.

Gráfico 1. Média dos limiares audiométricos da orelha direita, na faixa de freqüência de 3 a 8 kHz, do total de trabalhadoras testadas a cada ano do estudo.

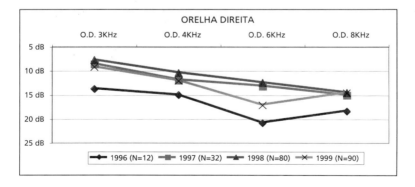

Gráfico 2. Média dos limiares audiométricos da orelha esquerda, na faixa de freqüência de 3 a 8 kHz, do total de trabalhadoras testadas a cada ano do estudo.

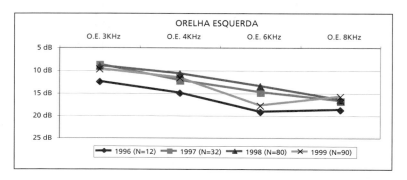

O grupo apresentou uma distribuição similar da média auditiva para os anos de 1996 a 1999. Em 1999, para ambas as orelhas, foi observada uma tendência a entalhe mais acentuado para a freqüência de 6 kHz em relação à de 4 kHz do que em relação à de 8 kHz. No ano de 1996, a freqüência de 6 kHz encontra-se mais afetada na orelha direita do que na esquerda.

A Tabela 1 ilustra a distribuição das trabalhadoras de acordo com a classificação audiométrica no período de 1996 a 1999. Demonstra que nos anos de 1996, 1997 e 1998 ocorreu uma concentração maior da população com traçado da normalidade (58,4%, 46,9%, 46,3%, respectivamente). Ao longo do estudo observou-se que a porcentagem de casos de normalidade foi sendo reduzida gradativamente. Já nos casos de entalhe unilateral, em 1998 foi constatado um elevado crescimento (32,5%) em relação aos anos anteriores, bem como o entalhe bilateral, que em 1999 apresentou seu maior índice, 33,3%.

Tabela 1. Classificações audiométricas dos participantes a cada ano do estudo.

ANO	NORMAL BILATERAL		NORMAL BILATERAL COM ENTALHE UNILATERAL		NORMAL BILATERAL COM ENTALHE BILATERAL		PAIR BILATERAL COM ENTALHE NA ORELHA OPOSTA		PAIR UNILATERAL		OUTROS		PAIR BILATERAL		TOTAL	
	Nº	%	Nº	%	Nº	%	Nº	%	Nº	%	Nº	%	Nº	%	Nº	%
1996	7	58,4	2	16,7	1	8,3	1	8,3	—		1	8,3	—		12	100
1997	15	46,9	7	21,9	5	15,6	2	6,2	1	3,2	2	6,2	—		32	100
1998	37	46,3	26	32,5	8	10	2	2,5	1	1,2	4	5	2	2,5	80	100
1999	24	28,1	24	28,1	28	33,3	3	3,5	1	1,2	3	3,5	3	2,3	86	100

O acompanhamento dos casos inicialmente classificados como "normal bilateral" indicou o desenvolvimento de entalhes unilaterais. A partir de 1998 houve cinco casos de entalhes unilaterais que evoluíram para entalhes bilaterais; um permaneceu com o mesmo perfil, enquanto outro adquiriu PAIR unilateral com entalhe na outra orelha. Já para as duas trabalhadoras admitidas no primeiro semestre de 1998, observa-se que num período de seis meses 50% dos casos evoluíram para entalhe bilateral.

A análise dos casos inicialmente classificados como entalhe unilateral, no período de 1996 a 1999, indicou que num total de 23 trabalhadoras somente 4 (17,4%) evoluíram para a normalidade. Em contrapartida, 11 (47,8%) casos evoluíram para entalhe bilateral. As demais se mantiveram na classificação de entalhe unilateral. Três admissões ocorreram no primeiro semestre de 1999. Observou-se que no decorrer de seis meses um desses casos evoluiu para entalhe bilateral (33,3%).

Dos audiogramas inicialmente classificados como entalhe bilateral, 50% se mantiveram com o mesmo traçado, 40% mudaram para normal e 10% seguiram para entalhe unilateral.

No subgrupo PAIR unilateral e presença de entalhe, dos exames de 4 trabalhadoras, 50% apresentaram-se inalterados, 25% evoluíram para o grupo outros e 25% para entalhe bilateral. Dois casos classificados como PAIR bilateral na audiometria inicial realizada em 1998 não apresentaram evolução.

No que se refere ao grupo cujos audiogramas foram inicialmente classificados como outros, de três casos com tempos diferentes de acompanhamento (uma vez que a cada ano esse grupo foi acrescido de uma trabalhadora), somente um evoluiu para o traçado entalhe bilateral no período de 1998 e 1999. Essa mudança deve-se ao fato da recuperação em torno de 10 dB da freqüência de 8 em relação a 6 kHz. Essa observação ilustra a possibilidade de dois distúrbios auditivos distintos atingirem a audição do mesmo indivíduo, aspecto que deve ser considerado pelos profissionais da área.

Quanto ao desempenho da média auditiva das trabalhadoras expostas a 72 dB(A), verificou-se a presença do entalhe bilateral para 6 em relação a 4 e a 8 kHz no ano de 1996, reaparecendo como tendência a entalhe em 1999. Já em 1997 ocorreram entalhes sempre em relação às freqüências anteriores e tendência em relação às freqüências posteriores, sendo 6 kHz para a orelha direita e 4 kHz para a esquerda. Isso pode estar ligado ao fato de ter o grupo idade média mais avançada (39 anos) e maior tempo médio de exposição ao ruído (8,8 anos). Essas trabalhadoras não utilizam EPI, uma vez que seu ambiente de trabalho apresenta um nível de ruído abaixo de 85 dB(A), e que o uso do EPI só é obrigatório a partir desse nível. Entretanto, essa avaliação da exposição pode estar incorreta, pois essas trabalhadoras percorrem vários setores ruidosos, coletando materiais. Também devemos ressaltar que esse grupo de trabalhadoras tem um número reduzido de participantes, o que dificulta a interpretação dos resultados.

Em contrapartida, os resultados encontrados foram melhores que o grupo supracitado para o grupo exposto ao nível de ruído de 94,2 dB(A), com idade média menor que 36,2 anos e tempo de serviço de 7,7 anos. Os resultados apresentam a tendência a entalhe bilateral somente em 1999, para a freqüência de 6 kHz. Essa observação sugere que a atuação do serviço local de segurança no trabalho, por meio da exigência do uso do EPI, pode estar contribuindo efetivamente para a prevenção de PAIR.

Analisando a freqüência de 8.000 Hz, verificou-se para todos os anos descendência na normalidade no grupo total das trabalhadoras no período de 1996 a 1999. Essa observação contrasta com a literatura sobre as perdas auditivas nas freqüências altas em várias patologias, mais especificamente em PAIR, que indica que a freqüência de 8 kHz não é afetada no início da perda, nem em populações tão jovens. Existem dificuldades em estabelecer uma causa para as perdas auditivas, e muitas vezes a freqüência de 8 kHz é usada nessa diferenciação. Os dados do estudo (Pinto, 2000) sugerem a necessidade de cautela ao realizar esse diagnóstico diferencial, e que o limiar na freqüência de 8 kHz pode não oferecer informação suficiente ou confiável.

O acompanhamento da mudança significativa do limiar em 12 funcionárias a partir de 1996, 20 em 1997, 48 em 1998 e 5 em 1999 revelou para a freqüência de 6 kHz o maior número de orelhas afetadas. Isso foi verificado por meio do critério clínico usado nos estudos de Fiorini (1994). Essa análise mostrou-se suficiente porque permitiu estudar separadamente a mudança do limiar em mais de uma freqüência. É importante ressaltar que na orelha direita não ocorreu MSL em 4 kHz entre 1996 e 1999. No entanto, para a orelha esquerda, essa mudança ocorreu em todas as freqüências. Já para o grupo das 20 admitidas em 1997, observamos MSL para todas as freqüências, exceto 3 kHz na orelha esquerda. Quando comparada a primeira audiometria (1997) com a última (1999), verificou-se a quantidade de 16 orelhas direitas e 13 esquerdas comprometidas, apresentando-se 6 kHz como a freqüência mais afetada.

Discussão

Existem vários critérios propostos para a classificação e o acompanhamento da audição de populações expostas ao ruído. Diferentes objetivos de prevenção à indenização motivam o estabelecimento de tais critérios. Uma das mais importantes etapas dos programas de prevenção de perdas auditivas ligadas ao trabalho é o acompanhamento da audição dos trabalhadores e o monitoramento contínuo dos níveis de ruído a que estão expostos. Infelizmente, por uma série de motivos, é comum que os profissionais da área de saúde ocupacional limitem-se a executar as audiometrias conforme exigido por lei, não utilizando informações na busca da excelência de seu programa preventivo.

Um dos motivos dessa limitada atuação é a falta de uma literatura nacional que discuta as alternativas no manuseio dos dados audiométricos. No estudo relatado, que pretendeu estudar a audição de mulheres expostas a níveis elevados de ruído, comparamos diferentes alternativas de análise de dados audiométricos. A análise dos audiogramas de 85 trabalhadoras permitiu observar o seguinte:

- O critério clínico sugerido por Fiorini (1994) possibilitou a identificação precoce de alterações auditivas que apresentam a freqüência de 6 kHz como a mais comprometida.
- O critério clínico e o de classificação audiométrica, propostos por Fiorini (1994), apresentaram resultados concordantes. Os dados obtidos facilitam a identificação dos indivíduos que necessitam prevenir-se de perdas auditivas.
- Não foram encontradas MSL em orelhas direitas para as freqüências de 3 e 4 kHz no período de 1996 a 1999.
- A freqüência de 6 kHz foi a que mais apresentou MSL ao longo do estudo.
- A orelha direita foi a que apresentou maior número de MSL.
- A descendência na normalidade em 8 kHz foi encontrada em todos os anos do estudo e deve ser mais examinada quanto à possibilidade de ser considerada um alerta precoce de problemas auditivos.
- Essas análises atenderam às características especiais de PAIR, ou seja, extraíram do uso universal da audiometria uma variedade de informações, entre elas uma análise estatístico-epidemiológica.
- As análises foram adequadas para um acompanhamento seqüencial.

- As análises de Fiorini (1994) são um instrumento prático para um gerenciamento de riscos auditivos.
- O critério de análise na freqüência de 8 kHz complementa os resultados encontrados na proposta de Fiorini (1994). Em 1998, houve um maior número de descendência na normalidade, associado ao maior número de entalhes unilaterais. Finalmente em 1999, diminuiu o número de descendências e aumentou o número de entalhes bilaterais.

Diante dos dados citados, concluímos que com esse grupo de 85 trabalhadoras a classificação do perfil audiométrico proposto por Fiorini (1994) oferece aos profissionais de saúde uma alternativa que facilita a identificação de áreas críticas, que necessitam de atenção quanto a medidas preventivas.

Ante o exposto, é possível argumentar que a fonoaudiologia deve trabalhar mais ativamente na prevenção de riscos auditivos e, conseqüentemente, ampliar seu conhecimento sobre PAIR. Essa análise coloca o fonoaudiólogo no papel de gerenciador de riscos auditivos, retirando-o do atual modelo de simples executor de avaliações audiológicas.

Referências bibliográficas

AXELSSON, A. Diagnosis and treatment of occupational noise-induced hearing loss. *Acta Otolaryngol. (Suppl.)*, v. 360, pp. 86-7, 1979.

BRASIL. Portaria n. 19, de 9 de abril de 1998. Estabelece as diretrizes e parâmetros mínimos para avaliação e acompanhamento da audição em trabalhadores expostos a níveis de pressão sonora elevados. *Diário Oficial da República Federativa do Brasil.* Brasília: Ministério do Trabalho, 1998.

COMITÊ NACIONAL DE RUÍDO E CONSERVAÇÃO AUDITIVA. Perda auditiva induzida por ruído relacionada ao trabalho. In: FILHO, W. N. *Avaliação de incapacidade laborativa.* São Paulo: LTR, 1998, pp. 87-128.

CORSO, J. F. Age and sex differences in pure-tone thresholds. *Arch. Otolaryng.*, cap. 77, pp. 385-405, 1963.

FIORINI, A. N. *Conservação auditiva: estudo sobre o monitoramento audiométrico em trabalhadores de uma indústria metalúrgica.* Dissertação de Mestrado. São Paulo: Pontifícia Universidade Católica de São Paulo, 1994.

GATES, G. A.; COOPER, J. C. e KANNEL, W. B. *et al.* Hearing in the elderly: the Framingham cohort. *J. Ear. Hear.*, n. 11, pp. 247-56, 1990.

HÈTU, R.; QUOC, H. T. e DUGUAY, P. The likelihood of detecting a significant hearing threshold shift among noise exposed workers subject to annual audiometric testing. *Ann. Occup.*, 34 (4), pp. 361-70, 1990.

INTERNATIONAL ORGANIZATION FOR STANDARDIZATION. *Acoustics determination of occupational noise exposure and estimation of noise induced hearing impairment.* ISO 1999, 1990.

MOLLER, M. B. Hearing in 70 and 75 years old people: results from a cross sectional and longitudinal population. *J. Otol.*, n. 2, pp. 22-9, 1981.

OSHA — OCCUPATIONAL SAFETY AND HEALTH ADMINISTRATION. CPL 2-2.35A-29 CFR 1910.95(b)(1). *Guidelines for noise enforcement.* Apêndice A. Washington DC: U. S. Department of Labor, Occupational Safety and Health Administration. OSHA Directive n. CPL 2-2.35A, 19 de dezembro de 1983.

PEARSON, J. D.; MORREL, C. H. e GORDON-SALANT, S. *et al.* Gender differences in a longitudinal study of age-associated hearing loss. *J. Acoust. Soc. Am.*, v. 97, n. 2, pp. 1196-205, fev. 1995.

PINTO, N. M. C. *Estudo da audição de trabalhadoras expostas ao ruído numa indústria têxtil.* Dissertação de Mestrado em Distúrbios da Comunicação. Curitiba: Universidade Tuiuti do Paraná, 2000.

WARD, W. D. Endogenous factors related to susceptibility to damage from noise. In: MORATA, T. C. e DUNN, D. E. *Occupational medicine: occupational hearing loss*. Filadélfia: Hanley & Belfus, Inc., 1995, pp. 561-75.

WELLESCHIK, B. e KORPERT, K. Is the risk of noise-induced hearing damage higher for men than for women? *J. Laryng. Rhinol.*, n. 59, pp. 681-9, out. 1980.

# 13
Protocolo de avaliação para populações expostas ao ruído industrial

Luiz Carlos Sava

Uma significativa parcela da população mundial está exposta a ruído intenso, seja no ambiente de trabalho (caracterizado como ocupacional), nos meios de locomoção, no cotidiano das metrópoles, em atividades de lazer, em discotecas, em bailes, em ambientes com música amplificada, seja nas atividades militares e policiais.

Essa disseminação quase universal do ruído nos ambientes sociais e de trabalho ganha maior relevo quando se considera que o dano auditivo dele decorrente é irreversível, e que a exposição produz outros distúrbios — orgânicos, fisiológicos e psicoemocionais —, como zumbidos, plenitude auricular, tontura, dor de cabeça, distúrbios gástricos, alterações transitórias na pressão arterial, estresse, distúrbios da visão, da atenção, da memória, do sono e do humor.

A Divisão de Prevenção da Surdez e Deficiência Auditiva da Organização Mundial da Saúde (OMS) indica que a perda auditiva ocupacional decorrente da exposição ao ruído excessivo é o maior problema passível de prevenção da saúde pública do mundo, e recomenda a implementação de programas governamentais de prevenção da perda auditiva induzida pelo ruído.

O ruído é, na maioria dos países industrializados, o agente nocivo mais presente nos ambientes de trabalho. Sua presença nas atividades laborais soma-se à sua intensa disseminação nos ambientes urbanos e sociais, especialmente nas atividades de lazer (Alberti, 1998). O risco da perda auditiva nos Estados Unidos é estimado em 11% da população total, ou seja, 30 milhões de pessoas. Na Europa, a situação não é diferente e, se mantivermos essa base para cálculos, talvez mais de 600 milhões de pessoas em todo o mundo estejam sob o risco da perda auditiva por exposição ao ruído. Portanto, a população mundial sob risco de PAIR é de aproximadamente 12%, como mostrou Alberti (1998).

A PAIR decorre de lesão das células sensoriais do órgão de Corti no ouvido interno. Em geral, é bilateral, tendo evolução insidiosa, irreversível, diretamente relacionada ao tempo de exposição, aos níveis de pressão sonora e à suscetibilidade individual.

Segundo Luxon (1998), a literatura indica que essa perda manifesta-se, primeira e predominantemente, nas freqüências de 4.000, 6.000 e 3.000 Hz, nessa mesma ordem de progressão, e com o agravamento da lesão estende-se às freqüências de 8.000, 2.000, 1.000, 500 e 250 Hz. Raramente o ruído leva à perda auditiva profunda, em geral não ultrapassando os 75 dB nas freqüências altas e 40 dB nas freqüências baixas, atingindo seu nível máximo nos primeiros dez a quinze anos de exposição.

Nos primeiros cinco anos de exposição ao ruído, o limiar auditivo é muito sensível, e a perda auditiva anual em decibéis é elevada. Após cerca de seis, dez anos de trabalho, a evolução da perda auditiva é três vezes menos importante em dB/ano, até a idade entre 50 e 55 anos. A partir dessa faixa etária, verifica-se uma aceleração da perda auditiva pela fragilidade do ouvido na pré-senilitude, bem como uma diminuição da eficácia dos fatores de recuperação funcional à ação nociva do ruído, afirma Bosch (1992).

É essencial à realização da história clínica e ocupacional, e de provas audiológicas, como parte de um estudo para a monitoração da condição auditiva dos indivíduos expostos a ruído, a criação e manutenção de um banco de dados sistematizado. As informações oriundas desse banco de dados possibilitarão adotar medidas preventivas no campo da saúde auditiva, bem como avaliar a eficácia dessa atuação.

O presente capítulo é um relato da pesquisa (Sava, 2000) que teve como objetivo estudar as alterações ocasionadas nos indivíduos expostos a ruído intenso no seu ambiente de trabalho e a sua repercussão clínica. A pesquisa também procurou propor e testar um protocolo de investigação, incluindo um questionário composto de variáveis extraídas da história médica, ocupacional e de hábitos de vida de cada indivíduo, bem como de testes audiológicos.

A proposição de um questionário a ser aplicado por profissionais da área médica que atuem em programa para prevenção de perdas auditivas deverá orientar as medidas de preservação da audição, a classificação dos trabalhadores em grupos, segundo os dados do questionário e os achados dos testes audiológicos, grupos estes que receberão atenção diagnóstica especializada nos casos alterados — e o seu seguimento em moldes padronizados.

Metodologia

O protocolo elaborado por Sava (2000) foi aplicado a um grupo de 43 trabalhadores expostos a ruído em sua atividade laboral, numa empresa da cidade de Curitiba, que atua no ramo de limpeza e conservação.

Na entrevista foram coletados dados de identificação, de antecedentes médicos pessoais, de empregos anteriores, de hábitos de lazer e das queixas auditivas.

A caracterização dos pacientes selecionados para a pesquisa obedeceu aos seguintes itens: um grupo de trabalhadores expostos ao ruído intenso no seu ambiente de trabalho por seis horas diárias. Segundo o serviço de saúde ocupacional da empresa, esses trabalhadores encontram-se expostos a um nível de ruído de 92 dB(A).

Procedimentos

A análise das informações a respeito de cada indivíduo foi agrupada em uma ficha, composta pelos dados importantes para a estimativa de possíveis perdas auditivas, especialmente as decorrentes de exposição a ruído.

Anamnese

Na elaboração do questionário foram incluídas questões para avaliar a presença de variáveis relacionadas à saúde auditiva, eleitas após uma revisão da literatura sobre o tema. As variáveis incluídas sob a forma de perguntas estão divididas em quatro blocos: identificação, história ocupacional e hábitos de vida, história médica otorrinolaringológica e queixas auditivas. O questionário consta do Anexo I.

Avaliação audiológica

Foram realizados testes audiológicos padronizados, precedidos de exame do conduto auditivo externo, com otoscópio elétrico da marca Heine. Os pacientes que apresentaram alterações nesse exame foram encaminhados para otoscopia diagnóstica, remoção da obstrução (por rolha ceruminosa ou de outra natureza) e, em seguida, submetidos aos testes. Para sua realização utilizamos cabine acústica e um audiômetro da marca Maico M 32.

Fez parte do exame a determinação dos limiares pela via aérea para freqüências de 500 a 8.000 Hz, e pela via óssea mascarada nos casos em que houve rebaixamento dos limiares além de 25 dB(A) para as freqüências de 500 a 4.000 Hz.

Obtiveram-se os valores do Limiar de Recepção de Fala (LRF), o Índice Porcentual de Reconhecimento da Fala (IPRF) e foram realizados os testes da imitanciometria (aparelho especificado da marca Welch Allyn GSI 38 Auto Tymp). Recolheram-se dados sobre as condições da orelha média, volume, pressão, tipo de curva timpanométrica e a pesquisa do reflexo estapediano para as freqüências de 500, 1.000, 2.000 e 4.000 Hz para ambas as orelhas, em estímulo ipsi e contralateral.

Resultados

A seguir serão apresentados os principais resultados do estudo, com o objetivo de ilustrar algumas das análises possíveis com a utilização do protocolo proposto.

A Tabela 1 apresenta a distribuição dos participantes do estudo, segundo o tempo de exposição a ruído na empresa analisada.

Tabela 1. Distribuição segundo o tempo total de exposição ao ruído.

GRUPO DE ANOS	TEMPO DE EXPOSIÇÃO AO RUÍDO	PORCENTUAL (%)
1 a 5 anos	2	4,6
6 a 10 anos	11	25,6
11 a 15 anos	11	25,6
Mais de 15 anos	19	44,2
TOTAL GERAL	43	100,0

A classificação por tempo total de exposição foi feita em quatro faixas: de 1 a 5 anos, de 6 a 10 anos, de 11 a 15 anos e mais de 15 anos de exposição. Observou-se que 70% da amostra apresenta o tempo total de exposição acima de dez anos, portanto com um tempo de exposição significativo em relação ao ruído.

Para análise dos audiogramas, a amostra foi dividida em quatro grupos: **normal**, **normal com entalhe**, PAIR e o último grupo **outros**. Utilizaram-se como critério para classificação do grupo **normal** todos os limiares melhores que ou iguais ao nível de 25 dB(A). O grupo **normal com entalhe**, além de manter os limiares abaixo de 25 dB(A) para as freqüências de 500 Hz a 8.000 Hz, apresenta queda relativa nas freqüências compreendidas entre 3.000, 4.000 ou 6.000 Hz, com diferença de pelo menos 10 dB(A) — e recuperação nas freqüências mais agudas. A caracterização do grupo PAIR requer a determinação do limiar em uma freqüência aguda, além dos 30 dB(A), e a configuração de gota ou entalhe para recuperação nas freqüências mais altas. Finalmente, a caracterização do grupo **outros** requer a presença de limiares maiores que 30 dB(A) em alguma freqüência, e uma configuração que não corresponda à do grupo PAIR. O Gráfico 1 ilustra a distribuição dos participantes do estudo segundo sua classificação audiométrica.

Gráfico 1. Distribuição dos trabalhadores segundo o resultado do audiograma.

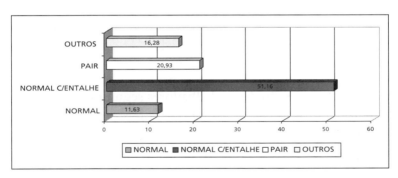

Pela análise dos dados observamos que a audição se apresenta **normal** (incluindo normal e normal com entalhe) em 27 indivíduos, representando 62,8% da amostra.

O grupo **outros**, que engloba trabalhadores com perdas auditivas que não puderam ser enquadradas como PAIR, conta com 7 indivíduos — 16,3% é um valor elevado, parcialmente explicado pela idade dos trabalhadores participantes da amostra e pela possível situação de haver ainda recuperação em níveis de alta freqüência acima de 10.000 ou 14.000 Hz.

A Tabela 2 apresenta a relação existente entre a classificação audiométrica dos trabalhadores analisados e suas respectivas faixas de idade.

Tabela 2. Distribuição dos trabalhadores segundo a faixa etária e a classificação audiométrica.

GRUPOS DE IDADE	NORMAL		NORMAL C/ ENTALHE		PAIR		OUTROS		TOTAL	
	Nº	%	Nº	%	Nº	%	Nº	%	Nº	%
29 a 34 anos	2	4,6	5	11,6	0	0	1	2,3	8	18,6
35 a 44 anos	1	2,3	11	25,6	5	11,6	4	9,3	21	48,9
45 a 55 anos	2	4,6	6	13,9	3	7,0	2	4,6	13	30,2
Mais de 55 anos	0	0	0	0	1	2,3	0	0	1	2,3
TOTAL GERAL	5	11,6	22	51,2	9	20,9	7	16,3	43	100,0

A distribuição dos trabalhadores segundo a idade possibilitou a divisão da faixa total que compreendia valores de 29 a 66 anos de idade. Pode-se ressaltar ainda que a faixa acima dos 45 anos, na qual os efeitos da idade sobre a audição podem ser mais evidentes, representa 30% da amostra.

A Tabela 3 apresenta a classificação audiométrica dos trabalhadores de acordo com o tempo de exposição a ruído ocupacional.

Tabela 3. Distribuição do tempo de exposição a ruído segundo as classes audiométricas.

TEMPO DE EXPOSIÇÃO AO RUÍDO	NORMAL Nº	NORMAL %	NORMAL C/ ENTALHE Nº	NORMAL C/ ENTALHE %	PAIR Nº	PAIR %	OUTROS Nº	OUTROS %	TOTAL Nº	TOTAL %
1 a 5 anos	0	0,0	0	0,0	1	2,3	1	2,3	2	4,6
6 a 10 anos	2	4,6	7	16,3	0	0,0	2	4,6	11	25,6
11 a 15 anos	1	2,3	6	14,0	1	2,3	2	4,6	10	23,3
Mais de 15 anos	2	4,6	9	20,9	7	16,3	2	4,6	20	46,5
TOTAL GERAL	5	11,6	22	51,2	9	20,9	7	16,3	43	100,0

Comentários sobre a utilização do protocolo proposto

Mediante a realização do trabalho, o modelo de protocolo proposto por Sava (2000) se mostrou satisfatório, permitindo:

- ampliação da análise dos dados;
- maior compreensão dos fatores de risco, facilitando a adoção de medidas de prevenção geral;
- correlação entre a perda auditiva e a dose/tempo de exposição a ruído;
- identificação de outros fatores concorrentes por meio de anamnese dirigida;
- utilização do monitoramento como prevenção da progressão das perdas auditivas induzidas por ruído, não desclassificando, assim, o trabalhador para o exercício de sua atividade laboral, mediante diagnóstico auditivo.

Os achados elucidados no decorrer da pesquisa servem de subsídio para a reflexão dos profissionais de saúde, a fim de vislumbrarem uma conduta mais abrangente e coerente do sujeito em questão: o trabalhador exposto a níveis de pressão sonora elevados. Espera-se que o procedimento e o protocolo propostos possam auxiliar os profissionais da área de saúde que atuam com populações expostas a ruído elevado não só a dar o atendimento adequado a cada paciente, mas também a planejar ações de vigilância epidemiológica em relação às populações atendidas.

Referências bibliográficas

ALBERTI, P. W. Noise, the most ubiquitous pollutant. *Noise & Health*, n. 1, pp. 3-5, 1998.

AXELSSON, A. Diagnosis and treatment of occupational noise-induced hearing loss. *Acta Otolaryngol. (Suppl.)*, v. 360, pp. 86-7, 1979.

BARRETO, R. E. B. Portaria do INSS com respeito à perda auditiva por ruído ocupacional. *Diário Oficial*, n. 131, pp. 14244-9, 11 jul. 1997. Disponível em: http://www.hcnet.usp.br/otorrino/arq3/ruido.htm.

BOSCH, J. Sorderas neurosensoriales. In: ABELLÓ, P. e TRASERRA, J. *Otorrinolaringologia*. Barcelona: Doyma, 1992, pp. 192-8.

LUXON, L. M. The clinical diagnosis of noise induced hearing loss. *Advances in Noise Research*. Londres, 1998.

NIOSH — NATIONAL INSTITUTE FOR OCCUPATIONAL SAFETY AND HEALTH. *Occupational noise exposure: criteria for a recommended standard*. Cincinnati, 1998.

SAVA, L. C. *Protocolo de avaliação para populações expostas ao ruído industrial*. Dissertação de Mestrado em Distúrbios da Comunicação. Curitiba: Universidade Tuiuti do Paraná, 2000.

WHO — WORLD HEALTH ORGANIZATION. *Noise*. Genebra: WHO, 1980.

Anexo I – Questionário

Identificação
Nome: _____ Idade: _____
Sexo: _____ Grau de instrução: _____
OTOSCOPIA: OD _____
OE _____
Cargo ou função: _____ Há quanto tempo? _____
( ) Admissional ( ) Demissional ( ) Periódico ( ) Outro _____

História Ocupacional e Hábitos de Vida
1. Trabalha em ambiente ruidoso? [ ] Não
(exija falar alto) [ ] Sim. Há quanto tempo? _____
Quantas horas/dia? _____

2. Faz uso de equipamento ruidoso? [ ] Não [ ] Sim. Qual?

3. Faz uso de protetor auditivo? [ ] Não [ ] Sim
   [ ] Algumas vezes
   [ ] Quase sempre que exposto
   [ ] Sempre que exposto
   ( ) Inserção ( ) Concha Qual a marca? _____

4. Já realizou teste de audição? [ ] Não [ ] Sim
   Qual o resultado? _____

5. Antes deste emprego já trabalhou em lugar muito barulhento?
   [ ] Não [ ] Sim. Por quanto tempo? _____
   Onde? _____

6. Trabalhou ou trabalha com solventes como:
   [ ] gasolina [ ] querosene [ ] tíner [ ] Varsol
   [ ] outro: _____ Por quanto tempo? _____

7. Sente algum mal-estar após o trabalho?
   [ ] Não [ ] Sim. Há quanto tempo? _____ Qual? _____

8. Está satisfeito com as condições de segurança no seu ambiente de trabalho?
   [ ] Sim [ ] Não   Em que situações? _____

9. Mora em ou freqüenta lugares barulhentos, onde precise falar alto para conversar?
   [ ] Não [ ] Sim
   [ ] 1- fogos de artifício [ ] 2- prática de tiro ou caça
   [ ] 3- música amplificada (*walkman*, discoteca)
   [ ] 4- serviço militar
   [ ] 5-outro. Qual? _____ Quantas vezes/semana? _____

10. Faz uso de aperitivo? [ ] Não [ ] Sim
    [ ] diariamente [ ] 2 ou 3 vezes/semana
    [ ] nos fins de semana

11. Já fumou? [ ] Não [ ] Sim. Por quanto tempo? _____
    Parou em que ano? _____
    [ ] meio maço/dia [ ] um maço [ ] dois maços
    [ ] três ou mais

História Médica e Otorrinolaringológica

12. Alguma pessoa da família tem problema de audição?
    Não [ ] Sim [ ]   Grau de parentesco: _____

13. Teve doenças como:
    [ ] sarampo   [ ] caxumba   [ ] meningite
    [ ] malária   [ ] diabete   [ ] colesterol alto
    [ ] do coração [ ] trauma de crânio

14. Outra doença crônica ou grave? Não [ ] Sim [ ]
    Qual? _____

15. Tem problemas de nervosismo? [ ] Não [ ] Sim
   [ ] problemas de visão   [ ] problemas nos rins
   [ ] problemas de coluna   [ ] pressão alta, circulação
   [ ] problemas de estômago   [ ] desmaios
   [ ] cefaléia, enxaqueca   [ ] desatenção

16. Quando consultou um médico pela última vez?
    Por que motivo? _____

17. Toma algum medicamento?
    Qual? _____

18. Dorme bem? Sim [ ] Não [ ]

Queixas Auditivas

19. Escuta bem? [ ] Sim. Qual o ouvido melhor? [ ]OD=OE[ ]
    [ ] Não   [ ]OD=OE[ ]

20. Surgimento da perda de audição foi [ ] súbito, [ ] gradual ou [ ] flutuante?

21. Sofreu cirurgia nos ouvidos?
    [ ] Não   [ ] Sim   [ ]OD=OE[ ] Especificar._____

22. Dores nos ouvidos? [ ] Não [ ] Sim   [ ]OD=OE[ ]

23. Sente a voz sair pelo ouvido? [ ] Não [ ] Sim

24. Percebeu alguma mudança na audição após doença ou uso de remédio? _____

25. Ouve zumbido? [ ] Não [ ] Sim [ ]OD=OE[ ]
    Com que freqüência? _____ Desde quando? _____

26. Qual a natureza do barulho?
    [ ] contínuo [ ] rítmico, pulsátil (sincrônico)?

27. Pode ser descrito como:
    [ ] apito (tipo agudo)   [ ] cachoeira (tipo grave)
28. Sensação de vertigens rotatórias?   [ ] Sim   [ ] Não
29. Percebe após o trabalho: [ ] formigamento nas mãos
    [ ] dedos brancos?

14
A fonoaudiologia, o direito previdenciário e a perda auditiva induzida pelo ruído

DEYSE FERREIRA

A relação estabelecida entre o meio e a saúde do trabalhador vem merecendo destaque das mais variadas comunidades científicas. Esse fato pode ser percebido por meio da intersecção entre as áreas da fonoaudiologia e do direito, promovida pela ocorrência da perda auditiva induzida por ruído em trabalhadores, associada às condições insalubres dos ambientes laborais.

Após a década de 1940, a perda auditiva e o trauma acústico causados por ruído ocupacional passaram a ser conhecidos como doenças adquiridas no ambiente ou por um método específico de trabalho, características de certas categorias profissionais, portanto passíveis de compensações pelo dano sofrido.

O acidente de trabalho passou a ser reconhecido a partir da Revolução Industrial, por conta do aumento da produção, do surgimento da máquina e da concentração dos trabalhadores nas fábricas. Salários, jornadas, condições e ritmo de trabalho foram aumentados por causa da imposição patronal. Com o desenvolvimento das indústrias aumentaram também os serviços, os acidentes, o número de pessoas com seqüelas, viúvas e órfãos. Quando o trabalhador era lesionado no trabalho ou em outra atividade, perdendo ou reduzindo sua capacidade de produção, ficava excluído da sociedade produtiva, sem remuneração, pois não havia proteção do Estado ou mutuária que garantisse sua sobrevivência (Freudenthal, 2000).

As moléstias ocupacionais são doenças de evolução lenta e progressiva, relacionadas ao trabalho, dividindo-se em tecnopatias e mesopatias. As tecnopatias (também chamadas de doenças profissionais) são inerentes a determinados tipos de atividades, estando o seu nexo causal diretamente relacionado às profissões exercidas e previstas em lei. As mesopatias (doenças profissionais atípicas) são causadas pelas condições agressivas do ambiente de trabalho, que contribuíram para acelerar, deflagrar ou agravar o seu estado.

A Lei n. 8.213/91, art. 20, considera acidente de trabalho as seguintes entidades mórbidas:

- A doença profissional, produzida ou desencadeada pelo exercício do trabalho, característica da atividade constante da relação elaborada pelo Ministério do Trabalho e da Previdência Social.
- Doença do trabalho adquirida ou desencadeada em função das condições especiais em que se realiza o trabalho, e a ele se relaciona diretamente, constante da relação mencionada no inciso I (Oliveira, 2000).

Somente as doenças ocupacionais previstas nessa mesma lei é que dispõem de cobertura acidentária (Gonçales, 1997).

A justiça, por intermédio dos mais variados tribunais, tanto no Brasil quanto no exterior, tem-se mostrado atenta às doenças associadas às condições de trabalho. A Previdência Social, o Ministério do Trabalho e Emprego e outros órgãos com hierarquia inferior também se manifestam com respeito à preocupante e agravante conseqüência da paralisação do trabalho.

Atualmente se exige, para a concessão da aposentadoria especial e o benefício previdenciário, a comprovação — mediante laudo técnico elaborado por profissional identificado por lei, competente para a execução dessa avaliação — de que o trabalhador exerceu suas atividades laborais de modo habitual e permanente, e de que esteve exposto no ambiente de trabalho a agentes nocivos à sua saúde, associado ou não a um ou mais agentes insalubres.

Desse modo, a pesquisa aqui descrita vai considerar a organização, a análise e a discussão de como vem sendo tratado o trabalhador com a audição lesionada na sua ocupação laboral, e qual o amparo da legislação previdenciária.

Este capítulo teve sua origem na dissertação de mestrado (Ferreira, 2001) cujo objetivo foi constatar, por meio de uma análise documental, a intersecção entre as áreas da fonoaudiologia e do direito, promovida pela ocorrência de perdas auditivas induzidas por ruído em trabalhadores, bem como estudar e organizar a fundamentação legal que ampara os portadores de PAIR e os benefícios que estes têm perante a Previdência Social.

Metodologia

Foi realizada pela autora análise de três processos de ação de acidente do trabalho com características de disacusia neurossensorial, decorrente do exercício de atividade laboral, tendo a escolha desses processos ocorrido de forma aleatória. Foram selecionados dois processos ilustrativos de casos em que os benefícios solicitados foram concedidos, e outro em que foram negados.

Resultados

Processo I

O autor, por mais de vinte anos, exerceu a sua atividade laboral nas empresas do setor carbonífero e de metalurgia, em ambientes insalubres, com alto nível de ruído, o que lhe causou lesões irreparáveis no sistema (órgão) auditivo. No exame admissional realizado na empresa, foi detectado o problema do requerente (perda auditiva neurossensorial bilateral). Diante dessa constatação, a empresa não admitiu o trabalhador.

De acordo com a ficha de avaliação audiológica realizada por fonoaudióloga em 11 de junho de 1997, o trabalhador relatou em anamnese que não se expunha a ruído no serviço, mas que trabalhou por três anos em outros empregos que tinham ruído. Esse mesmo trabalhador relatou não apresentar dificuldades de percepção auditiva, não ter trabalhado com produtos químicos, não se expor a agentes nocivos à saúde extra-ocupacional e já ter sido fumante.

A audiometria tonal limiar (a) mostrou uma perda auditiva na freqüência de 4.000 Hz bilateralmente. O exame audiométrico (b) apresentou queda do limiar auditivo em 3.000 e em 4.000 Hz na orelha direita, e na esquerda, queda em 4.000 Hz. Já no último exame realizado (c) constatou-se perda auditiva neurossensorial bilateral, simétrica, com queda em 4.000 Hz compatível com trauma acústico. Conforme conclusão da perícia médica realizada em 3 de julho de 1997, foi verificada a presença de lesão/acidente ou doença de trabalho, porém não incapacitante, não justificando o recebimento do auxílio-acidente.

Nos quesitos apresentados pela perícia do INSS, datada de 8 de junho de 1998, foi constatada a presença de hipoacusia leve bilateral, não incapacitando o trabalhador a continuar exercendo o trabalho, recomendando-se a este evitar a exposição a ruído e, caso fosse necessário, utilizar o Equipamento de Proteção Individual (EPI).

Na conclusão médica foi verificado que a lesão auditiva era definitiva e irreversível, ocasionada e agravada pelas condições do trabalho. Esta causou danos à integridade física ou à saúde do segurado, lesão corporal ou perturbação funcional decorrente do exercício do trabalho em empresa, caracterizando, assim, o acidente de trabalho nos termos da Lei n. 8.213/91.

O perito judicial afirmou que o autor tem hipoacusia neurossenssorial bilateral, apresentando lesões definitivas causadas pela exposição ao ruído e progressivas, por causa do tempo de exposição. O perito do Ministério Público afirmou que "o segurado pode ser reabilitado para o exercício de outra atividade do mesmo nível de complexidade daquela exercida à época do acidente".

Essa perturbação funcional da qual o autor é portador resulta na percepção do auxílio-acidente, resultado do exercício habitual das suas atividades laborais. O tempo de serviço, o ruído acima dos limites de tolerância e a excepcionalidade do labor são causas diretas da eclosão ou agravamento da surdez, criando a necessidade do afastamento das atividades, pois a deficiência auditiva acarreta maior dificuldade na prática de qualquer ato relacionado ao exercício da profissão.

A perda auditiva caracteriza-se por doença progressiva, evidenciando o direito ao auxílio-acidente por conta da sua vinculação com o trabalho e das situações e condições agressivas laborais a que o segurado se submete.

Na jurisprudência é relatado que a audição tem função essencial relacionada não apenas à atividade laborativa comum, mas também à vida social. A sensação de desconforto ocasionada pela perda auditiva é acidentariamente reparável, já que prejudica o normal desempenho do obreiro. A permanência nessa situação poderá ampliar a doença. Mesmo em grau não destacado, a doença profissional será item suficiente para deferir o benefício acidentário referido em situação assemelhada. "A definição, em ato regulamentar, de grau mínimo de disacusia não exclui, por si só, a concessão do benefício previdenciário" (Súmula 44 do Superior Tribunal de Justiça).

Processo II

Em ação contra o Instituto Nacional do Seguro Social (INSS), o autor pleiteou a concessão do benefício de auxílio-acidente por apresentar problemas de audição, o que reduz sua capacidade laborativa.

O trabalhador realizou exame audiométrico em 25 de agosto de 1997, o qual revelou queda dos limiares auditivos de 500 Hz a 8 kHz na orelha direita, e de 2 a 8 kHz na orelha esquerda. Em posterior exame audiométrico, feito em 18 de novembro de 1998, apresentou na orelha direita perda auditiva leve e moderada, neurossensorial, nas freqüências de 2 a 8 kHz, e na orelha esquerda o mesmo tipo de perda, mas localizada nas freqüências de 250 Hz, 2 a 8 kHz. Já o exame audiométrico realizado em 18 de maio de 1999 mostrou perda auditiva leve e moderada, neurossensorial, nas freqüências de 2 a 8 kHz nas orelhas direita e esquerda.

O perito judicial declarou que o segurado tem doença do trabalho, perda auditiva progressiva agravada por conta da sua permanência e exposição ao ruído, apresentando lesões definitivas. O perito assistente concluiu que o segurado deve usar EPI e evitar exposição ao ruído. Na perda auditiva encontra-se nexo de causalidade, diretamente relacionada ao trabalho, com redução da capacidade laborativa. Neste caso, foram indicados a adoção do uso de equipamento especial e o direito ao auxílio-acidente.

Pode-se afirmar que o autor, portador de disacusia, teve a saúde comprometida pelo trabalho que realizou durante longo período em ambiente ruidoso, nas minas de carvão, fazendo jus ao percebimento do benefício acidentário.

Processo III

O processo em questão, movido pelo autor no ano de 1999, foi indeferido após análise da perícia médica, que não caracterizou a doença como profissional.

Afirmou a perita que a exposição ao ruído acontecia de modo suficiente, com nível de pressão sonora superior a 85 dB(A), durante oito horas diárias, mas que ocorreu em curto período de exposição. Este último fato dificultou a possibilidade de caracterizar a lesão auditiva como proveniente da exposição a ruído em atividade laboral.

A perita, em sua análise, se baseou nas características adotadas pelo Comitê Nacional de Ruído e Conservação Auditiva, e constatou que a reclamação do autor ficou fora dos padrões estabelecidos em dois pontos:

- A perda auditiva do autor do processo não ocorreu de forma similar entre as duas orelhas.
- O autor queixou-se de que o zumbido perturbava o sono, mas não comprometia a inteligibilidade da fala nem sua comunicação.

Segundo os peritos, é muito difícil que o zumbido, na intensidade referida, se relacione à perda auditiva, pois a configuração audiométrica apontou para a perda auditiva na orelha esquerda, sugestiva de processo inflamatório.

Concluiu-se que a perda auditiva apresentada pelo requerente não foi ocasionada por exposição a ruído, não configurando, portanto, um quadro de doença ocupacional.

Discussão

O segurado, ao exercer seu trabalho em ambientes insalubres, coloca em risco sua audição e sua saúde como um todo, fato este que compromete sua qualidade de vida, seu bem-estar físico, mental e social, limitando seu crescimento e desenvolvimento profissional.

O trabalhador, ao mover uma ação indenizatória sobre os danos causados à sua saúde, deve estar munido de provas (registros) que comprovem que as lesões foram desenvolvidas em ambiente laboral, por conta do tempo de exposição a agentes nocivos de maneira habitual e permanente. Em síntese, deve provar que as lesões sofridas ocorreram em virtude do trabalho desenvolvido, sendo irreparáveis e irreversíveis, diminuindo-lhe, assim, a capacidade de trabalho.

Destacam-se alguns dos registros necessários para uma ação indenizatória ser movida:

- Exame audiométrico realizado por profissional competente para tal finalidade e identificado por lei, médico ou fonoaudiólogo.
- Avaliação (laudo) do ambiente de trabalho, mostrando as condições de ruído.
- Avaliação quantitativa do ruído, medindo a magnitude dos riscos de surdez profissional nos locais de trabalho, segundo os critérios da legislação brasileira e das Normas Regulamentadoras (NR-15).
- Realização de perícia médica, na qual se constate a presença de lesão, acidente ou doença de trabalho, determinando a incapacidade para a execução de suas funções.
- Realização de perícia pelo INSS, na qual se constate doença profissional ou acidente de trabalho, verificando-se e constatando-se a lesão ou perturbação funcional ocasionada pelo trabalho, que reduza ou

impossibilite o desempenho do exercício da atividade laboral atual ou qualquer outra.

Em jurisprudência destaca-se que, mesmo em grau leve, a perda ou perturbação de um órgão ou sentido do nosso corpo é suficiente para o desequilíbrio de toda a harmonia no funcionamento do organismo.

Nesse sentido, ressalta-se a importância da constatação do grau do comprometimento das lesões no trabalho, tendo em vista que muitas vezes incapacitam o trabalhador, temporária ou permanentemente, na continuação do exercício da profissão atual ou de qualquer outra.

Conclusão

Neste capítulo foram apresentados estudos de processos que tinham em seus ambientes laborais agentes físicos, químicos e biológicos, isolados ou associados, que, conforme a intensidade e o tempo de exposição, podem comprometer de maneira significativa a saúde do trabalhador.

Por isso, o objetivo do estudo original foi analisar a intersecção entre as áreas da fonoaudiologia e do direito, promovida pela ocorrência das perdas auditivas induzidas por ruído em trabalhadores.

A análise dos processos ilustrou como o trabalhador, por meio do direito previdenciário, busca obter ressarcimento do dano causado à sua saúde e ao seu bem-estar social.

A organização política das classes trabalhadoras e a atuação dos serviços de saúde pública direcionada à saúde do trabalhador têm como finalidade ocupar um espaço atualmente liderado e monopolizado politicamente pelo Ministério do Trabalho e Previdência Social, que estabelece normas e repara danos.

É de especial interesse do direito previdenciário e da fonoaudiologia buscar meios para estabelecer uma ação preventiva que garanta condições favoráveis de trabalho. A promoção da saúde nos locais de trabalho evitará ônus para empresas, Previdência Social e sociedade em geral.

Faz-se necessário que o fonoaudiólogo atue como profissional preventivo, indo além da mera administração dos casos de perdas auditivas, execução de audiometrias e indicação de aparelhos de amplificação sonora individual — ele deve alargar seus horizontes por meio do conhecimento das leis, ampliando sua direção e sua base de atuação para um maior e melhor desempenho profissional.

Referências bibliográficas

BRASIL. Lei n. 8.213, de 24 de julho de 1991, art. 20. DOU de 14 de agosto de 1998. (Atualizada até novembro de 2003). Disponível em http://www.inss.gov.br/16.asp e http://www81.dataprev.gov.br/sislex. Acessado em 17 de junho 2004.

_____. Norma Regulamentadora (NR-15). Limites de tolerância para ruído contínuo ou intermitente. Portaria n. 3.214, de 8 de junho de 1978. In: *Segurança e Medicina do Trabalho*, 16, pp. 123-34, 1998.

FERREIRA, D. *Fonoaudiologia, direito previdenciário e a perda auditiva induzida pelo ruído*. Dissertação de Mestrado em Distúrbios da Comunicação. Curitiba: Universidade Tuiuti do Paraná, 2001.

FREUDENTHAL, S. P. *Aposentadoria especial*. São Paulo: LTR, 2000.
GONÇALES, O. U. *Manual de direito previdenciário*. 4. ed. São Paulo: Atlas, 1997.
OLIVEIRA, A. *Previdência social: legislação*. São Paulo: Atlas, 2000.

As organizadoras

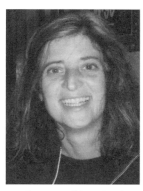

THAIS C. MORATA
Fonoaudióloga, é professora no mestrado em Distúrbios da Comunicação da Universidade Tuiuti do Paraná (UTP). Doutora em Distúrbios da Comunicação pela University of Cincinnati (Estados Unidos), fez pós-doutorado em Saúde Ocupacional no National Institute for Occupational Safety And Health, NIOSH (Estados Unidos), e no National Institute for Working Life, NIWL (Suécia). Pesquisadora visitante do NIOSH, é consultora da Organização Mundial da Saúde e editora da revista *International Journal of Audiology*.

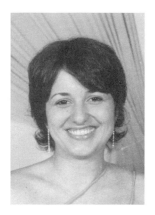

FERNANDA ZUCKI
Fonoaudióloga graduada pela Universidade do Vale do Itajaí (Univali), é mestre em Distúrbios da Comunicação, na linha de pesquisa "Saúde Auditiva – Enfoque Ambiental", pela Universidade Tuiuti do Paraná (UTP). Membro do Núcleo de Estudos de Fonoaudiologia na Saúde Pública do estado de Santa Catarina, é fonoaudióloga concursada da Prefeitura Municipal de Indaial (SC).

Os autores

ADRIANA BENDER MOREIRA DE LACERDA
Fonoaudióloga, mestre em Distúrbios da Comunicação pela Universidade Tuiuti do Paraná (UTP) e doutoranda no programa de "Sciences Biomédicales – Audiologie" da Université de Montréal. É professora do curso de Fonoaudiologia da UTP.

CARLA ANDRÉA MADEIRA FERRAZ
Fonoaudióloga, especializou-se em Fonoaudiologia Clínica pelo Centro de Especialização em Fonoaudiologia Clínica (Cefac–SP). Mestre em Distúrbios da Comunicação pela UTP, atende na cidade de Joaçaba (SC) e no posto de saúde de Herval D'Oeste, no mesmo estado.

CEDIANE BORGES LEHMKUHL
Fonoaudióloga graduada pela UTP, é especialista em Audiologia pelo Cefac–SP. Mestre em Distúrbios da Comunicação pela UTP, é professora de pós-graduação em Educação Especial na Universidade do Planalto Catarinense (Uniplac).

CHRISTIANE ALINE WERLANG MANJABOSCO
Fonoaudióloga, é mestre em Distúrbios da Comunicação pela UTP. Trabalha como fonoaudióloga clínica na Universidade de Cruz Alta (Unicruz).

DEYSE FERREIRA
Graduanda em Direito pela Universidade do Vale do Itajaí (Univali), é fonoaudióloga graduada pela mesma instituição. Especializou-se em Audiologia pela UTP. Mestre em Distúrbios da Comunicação também pela UTP, trabalha nas áreas jurídica e fonoaudiológica.

ELISANGELA SARTORI
Fonoaudióloga e especialista em Audiologia Ocupacional, é mestre em Distúrbios da Comunicação pela UTP. Trabalha nas áreas de audiologia ocupacional e clínica.

LUIZ CARLOS SAVA
Médico otorrinolaringologista, é mestre em Distúrbios da Comunicação pela UTP e doutorando em Cirurgia no Ipem/Hospital Evangélico de Curitiba. Ocupa os cargos de professor assistente da Otorrinolaringologia da PUC–PR, diretor do Departamento de Otorrinolaringologia do Hospital Cajuru, em Curitiba, e chefe da residência médica em Otorrinolaringologia da Santa Casa/PUC–PR.

MÁRCIA FERNANDES
Fonoaudióloga especialista em Audiologia pelo Conselho Federal de Fonoaudiologia (CFFa), é mestre em Distúrbios da Comunicação pela UTP. Trabalha como fonoaudióloga da Prefeitura Municipal de Curitiba e da Prefeitura Municipal de Araucária. Atua também em consultório particular.

NEYZA MARA CASAS PINTO
Fonoaudióloga, é mestre em Distúrbios da Comunicação pela UTP. Doutoranda em Ergonomia pela Universidade Federal de Santa Catarina (UFSC), trabalha nas áreas de audiologia clínica e ocupacional e na adaptação de aparelhos de amplificação sonora individual (AASIs).

REGINA COELI MOECKEL CAVALLI
Fonoaudióloga, especializou-se em Audiologia pelo Cefac/Universidade de Franca. Mestre em Distúrbios da Comunicação pela UTP, trabalha como fonoaudióloga clínica.

SANDRA INÊS MARCON PANIZ
Fonoaudióloga, é mestre em Distúrbios da Comunicação pela UTP. Trabalha como fonoaudióloga clínica e professora da Faculdade de Fonoaudiologia do Centro Universitário Feevale, em Novo Hamburgo (RS).

SUZANA SOFIA RODRIGUES MOTA
Fonoaudióloga e especialista em Saúde Pública com ênfase em Saúde do Trabalhador pela Unioeste (PR). Mestre em Distúrbios da Comunicação pela UTP, trabalha em consultório e dá consultoria em empresas.

VANI APARECIDA CARRARO
Fonoaudióloga, é especialista em Múltiplas Deficiências pelo Istituto Oasi Maria Santissima (Itália). Mestre em Distúrbios da Comunicação pela UTP, é coordenadora do Serviço de Fonoaudiologia da Prefeitura Municipal de São José dos Pinhais e do Serviço de Fonoaudiologia Hospitalar da Prefeitura Municipal de São José dos Pinhais. Também atua em clínica.

leia também

PROCESSAMENTO AUDITIVO
UMA NOVA ABORDAGEM
Sylvia Freitas Machado

Os fundamentos neuropsicológicos da avaliação do processamento auditivo, o desenvolvimento da percepção, uma revisão dos testes e do material lingüístico utilizado neles são os temas dessa obra, que servem de base para avaliar a percepção da fala.
REF. 60072   ISBN 85-85689-72-2

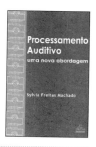

CIDADANIA, SURDEZ E LINGUAGEM
DESAFIOS E REALIDADES
Ivani Rodrigues Silva, Samira Kauchakje, Zilda Maria Gesueli (orgs.)

O livro trata do papel da língua de sinais no contexto ensino-aprendizagem. Como a língua é imprescindível para que o surdo possa se constituir como sujeito do mundo, são discutidas questões relativas à família e à comunidade, trazendo contribuições para a compreensão da proposta de ensino bilíngüe para sujeitos surdos.
REF. 60073   ISBN 85-85689-73-0

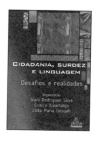

LINGUAGEM ESCRITA: REFERENCIAIS PARA A CLÍNICA FONOAUDIOLÓGICA
Ana Paula Berberian, Giselle Aparecida de Athayde Massi, Ana Cristina Guarinello (orgs.)

Este livro traz diferentes enfoques sobre a aquisição da linguagem escrita e o percurso do aprendiz, incluindo a colaboração da psicolingüística e da análise do discurso. Os textos orientam os profissionais que trabalham com pacientes que apresentam distúrbios de leitura e escrita.
REF. 60070   ISBN 85-85689-70-6

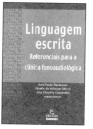

A MUSICALIDADE DO SURDO
REPRESENTAÇÃO E ESTIGMA
Nadir Haguiara-Cervellini

Há muitos anos a autora vem desenvolvendo pesquisas sobre a possibilidade de o surdo ser, também, um ser musical. Este livro é uma adaptação de sua tese de doutorado, trabalhando de forma mais ampla seu tema predileto: vai para os conceitos de representação e estigma usando a atividade musical para defini-los.
REF. 60071   ISBN 85-85689-71-4

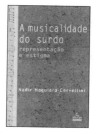

IMPRESSO NA
sumago gráfica editorial ltda
rua itauna, 789   vila maria
02111-031   são paulo   sp
telefax 11 **6955 5636**
sumago@terra.com.br